Jens Pagels

Pränataldiagnostik

Wissen, was stimmt

Das Buch

Segen oder Fluch? Die Pränataldiagnostik und ihre Versprechen sorgen immer wieder für Diskussionen. Für die einen gilt sie als Garant einer sorgenfreien Schwangerschaft, für die anderen stellen ihre möglichen Konsequenzen einen illegitimen Eingriff in das Leben dar. Die Bandbreite der Untersuchungsmöglichkeiten reicht vom einfachen Ultraschall bis zu invasiven Methoden wie der Fruchtwasserentnahme. Und die vermeintliche diagnostische Absicherung stellt sich nicht selten als Verunsicherung der Schwangeren heraus. Der Gynäkologe Jens Pagels klärt auf über die vielen Formen der Pränataldiagnostik, erläutert ihren medizinischen Hintergrund und diskutiert ihre ethischen Dimensionen.

Der Autor

Jens Pagels, Dr. med., ist Facharzt für Frauenheilkunde und Geburtshilfe in Moers.

Jens Pagels

Pränataldiagnostik

Wissen, was stimmt

HERDER

FREIBURG · BASEL · WIEN

HERDER spektrum Band 6398

Abbildungsnachweis:
Abb. S. 38 mit freundlicher Genemigung von Claudia Behrend
Alle weiteren Abbildungen: Jens Pagels

MIX
Papier aus verantwortungsvollen Quellen
FSC® C106847

Originalausgabe

www.herder.de

Umschlagkonzeption: Agentur RME Roland Eschlbeck
Umschlaggestaltung: Verlag Herder
Umschlagmotiv: © ddp images

Herstellung: fgb · freiburger graphische betriebe
www.fgb.de

Printed in Germany

ISBN 978-3-451-06398-5

Inhalt

Einleitung

Pränatale (vorgeburtliche) Diagnostik umfasst, entgegen der weitläufigen Auffassung, grundsätzlich alle Untersuchungen in der Schwangerschaft, welche dazu beitragen, allgemeine und spezielle Risiken und Erkrankungen bei Mutter und Kind zu erkennen. Die Diagnostik ist die Grundlage für eine gegebenenfalls notwendige Therapie. Das Feld der Pränataldiagnostik umfasst eine enorme Bandbreite von relevanten Erkrankungen, negativen Einflussfaktoren und Störungen: mütterliche eigene Grunderkrankungen, Risiken aus den mütterlichen Lebensumständen, mütterliche Infektionen, vorzeitige Wehentätigkeit, schwangerschaftsspezifische Komplikationen, fetale Erkrankungen, Chromosomenstörungen, sonstige Komplikationen in der vorgeburtlichen Entwicklung des Fetus und viele mehr.

Was ist pränatale Diagnostik?

Die »normale« Schwangerschaftsvorsorge beim behandelnden Frauenarzt und/oder der vorsorgenden Hebamme steht flächendeckend zur Verfügung und soll eine wichtige Filterfunktion erfüllen. Durch die im Vorsorgeprogramm etablierten »Screeninguntersuchungen« sollen Risiken und Störungen erkannt und soweit nötig einer weiteren Abklärung und Therapie zugeführt werden. Pränatale Diagnostik – verstanden im engeren Sinne – dient der speziellen, weiterführenden Abklärung der in der »normalen« Vorsorge »gefilterten« Schwangerschaften. Nach ge-

»Spezielle« Pränataldiagnostik

stellter Indikation werden sie zur »eigentlichen« Pränataldiagnostik überwiesen und treffen auf ein professionelles, multidisziplinäres Team aus Gynäkologen mit spezieller Ausbildung, Neonatologen, Kinderkardiologen, Kinderchirurgen, Humangenetikern, Radiologen, Seelsorgern, Psychologen und »Beratern«. Dieses Team ist nach den Erfordernissen variabel zusammengesetzt, dient der Bestätigung oder dem Ausschluss der Verdachtsdiagnose, führt spezielle diagnostische Schritte durch, versucht eine Prognose bezüglich der Schwangerschaft zu stellen, leitet Therapien ein und berät die Schwangere und deren Familie in allen Fragen.

Möglichkeiten und Erwartungen

Grundsätzlich dient die Pränataldiagnostik einem guten Zweck: Wie in anderen Teilbereichen der Medizin soll mithilfe spezieller Maßnahmen ein Schaden von der Mutter, der Familie und dem Kind ferngehalten werden. Bedingt durch den medizinischen Fortschritt in den letzten Jahren und Jahrzehnten erfuhr die Pränataldiagnostik einen Aufwind und hat enorm an Bedeutung gewonnen. Erfolgsmeldungen, die medizinischen Möglichkeiten betreffend, haben die Erwartungshaltung der Mediziner selbst, vor allem aber die Erwartung der werdenden Eltern gesteigert. Im Kontext mit der hohen Emotionalität der Schwangerschaft scheinen die Grenzen des Sinnvollen und Machbaren verschwommen zu sein. Der Wunsch nach dem perfekten Baby trat in den Vordergrund. Im Spannungsfeld zwischen dieser Erwartungshaltung und dem wirklich Diagnostizierbaren haben sich parallel die sozialen

Aspekte der Pränataldiagnostik entwickelt. Die Schwangerschaft und deren Ausgang haben an Schicksalhaftigkeit verloren und an Steuerbarkeit gewonnen.

Konsequenz der Erkenntnisse

Hierdurch stellt sich nicht nur die Frage nach der Behandelbarkeit von Erkrankungen, sondern auch die Frage nach der Konsequenz der Erkenntnisse. Im Rahmen der Pränataldiagnostik werden Eltern heute sehr schnell mit einer gesicherten oder vermuteten Erkrankung konfrontiert, was ein gravierendes Konfliktpotenzial birgt. Wie soll es mit der Schwangerschaft weitergehen? Welche Therapieoptionen stehen zur Verfügung? Kommt ein Abbruch der Schwangerschaft in Betracht? Die Aufklärung über die Schwächen der diagnostischen Möglichkeiten bietet ein zusätzliches Spannungspotenzial: Viele krankhafte Zustände können trotz maximaler Anstrengung nicht erkannt werden. Gleichwohl wird vor, während oder nach einer Untersuchung über diese »diagnostischen Lücken« aufgeklärt, woraus eine erhebliche Verunsicherung erwachsen kann. Nach weiterer Aufklärung über die medizinischen Risiken verschiedener Untersuchungen verstärkt sich die Verunsicherung häufig noch mehr. Nicht zuletzt aber hat in diesem Zusammenhang der Verunsicherung die aktuellere Rechtsprechung die Ängste des Mediziners vor dem »Übersehen« einer Erkrankung geschürt. Bedroht durch mögliche Schadensersatzklagen, werden mehr Untersuchungen angeboten und durchgeführt, die Indikationsstellung für eine Untersuchung wurde deutlich erweitert.

Kontroverse Diskussionen

In medizinischen und gesellschaftlichen Kreisen wird der Sinn der pränatalen Diagnostik und ihrer Konsequenzen kontrovers diskutiert. Ärzte, Interessenverbände, Betroffene, Kostenträger, die Kirchen und politische Parteien formulieren vielfältige Auffassungen. Die eine Wahrheit scheint es bei der pränatalen Diagnostik nicht zu geben. Aus diesem Grunde kann vorliegender Band zwar Fakten liefern, zugleich soll er aber zu einer kritischen Reflexion der Materie einladen. Die Komplexität der Thematik kann hier lediglich angedeutet werden, viele wichtige Aspekte müssen unerwähnt bleiben. Am Ende der Ausführungen nehmen wir zur aktuellen Regelung bei Schwangerschaftsabbrüchen Stellung. Diese stellen eine häufige Konsequenz aus der pränatalen Diagnostik dar. Doch selbst in der Frage, ob die pränatale Diagnostik zu einem Anstieg der Abbruchrate von Schwangerschaften in den letzten Jahren geführt hat, streiten sich Kritiker und Befürworter.

Schwangerschaftsvorsorge und Pränataldiagnostik

Ist die Ultraschalluntersuchung Teil der Pränataldiagnostik?

Schwangerschaftsberatung und Mutterpass

Standard Ultraschall

Selbstverständlich gehört der Ultraschall auch in die »normale« Schwangerschaftsvorsorge. In Deutschland sind alle Frauenärzte/Frauenärztinnen in dieser Untersuchungstechnik geschult. Kaum eine Praxis, die nicht mit einem Ultraschallgerät ausgestattet ist. Und falls doch nicht, wird der niedergelassene Frauenarzt seine Patientin zum Ultraschall an einen Kollegen verweisen. Viele Hebammen führen ebenfalls Vorsorgen durch. Meistens haben sie ärztliche Kooperationspartner, welche dann »lediglich« die Ultraschalluntersuchung durchführen. Bei Komplikationen wird der Arzt aber regelhaft hinzugezogen. Im Übrigen kommt es auch vor, dass Allgemeinärzte Schwangerschaftsvorsorgen durchführen. Die Schwangerenvorsorge beinhaltet ein Bündel von Vorsorgeuntersuchungen, die hier nicht alle erörtert werden sollen. Ich möchte mich auf die Aufklärungsarbeit und den Ultraschall beschränken.

Richtlinien zur Schwangerschaftsvorsorge

Die Richtlinien zur Schwangerschaftsvorsorge werden im sogenannten »Gemeinsamen Bundesausschuss, g-ba« besprochen, angepasst und festgelegt (www.g-ba.de). Dieser gibt auch den in Deutschland bekannten Mutterpass heraus, in den die Richtlinien Eingang finden. Im Ausschuss sitzen Fachvertreter der Frauenärzte und der Krankenkassen sowie Vertreter anderer Fachgruppen. Diese beraten darüber, was medizinisch machbar, sinnvoll und finanzierbar ist. Zuletzt wurde der Mutterpass am 16.12.2009 modifiziert.

Mutterpass und Risikoberatung

Bezüglich der Beratung in der Schwangerschaft beinhaltet der Mutterpass eine entsprechende Rubrik. Dort sind sieben Beratungspunkte aufgeführt, welche abgearbeitet und entsprechend abgehakt werden sollten. Unter Punkt »C« steht: Risikoberatung. Dies ist sehr allgemein, denn Risiken sind aufseiten der Mutter, der Schwangerschaft, der Anamnese, des Kindes, der Lebensweise äußerst vielfältig. Es ist nicht explizit aufgeführt, dass ein Frauenarzt über die genetischen Risiken oder die Risiken der pränataldiagnostischen Untersuchungen aufklären soll. Vielleicht ändert sich dies bald im Zuge des neuen Gendiagnostikgesetzes. Allerdings klären die Frauenärzte bereits schon lange freiwillig oder auf Druck der Rechtsprechung auf.

Schwangerschaftsrisiko

Unter Punkt »A« sind im Mutterpass 26 mögliche Risikopunkte aufgeführt, deren Vorliegen vom Untersucher (hier ist vom g-ba der Arzt gemeint) mit »ja« oder »nein« beantwortet werden sollte. Die Risiken beziehen sich auf die Vorgeschichte, die allgemeine Anamnese und auf Befunde aus der ersten Vorsorgeuntersuchung. Am Ende der Auflistung steht mit roter Unterlegung: »Nach ärztlicher Bewertung des Kataloges A liegt bei der Erstuntersuchung ein Schwangerschaftsrisiko vor«. Es existiert ein Kästchen zum Ankreuzen. An dieser Stelle sollen die zuvor angekreuzten Risiken ärztlich bewertet werden. Falls Arzt oder Hebamme gewisse Punkte als relevant erachten, sollen sie die Schwangerschaft grundsätzlich in die Risikokategorie einordnen – mit der Konsequenz einer engmaschigeren Betreuung und Überwachung oder sonstiger weiterer Maßnahmen. Unter Punkt B folgt dann eine weitere Bewertung von Risiken, die sich im Verlauf der Schwangerschaft ergeben könnten. Es versteht sich von selbst, dass auf diese Risikopunkte mit intensiverer Betreuung reagiert wird.

Es ist durchaus etabliert, dass Schwangere über 34 Lebensjahre über das Risiko der Chromosomenstörung und die Möglichkeit der Fruchtwasseruntersuchung aufgeklärt werden. Dies ist aus rechtlichen Gründen für einen betreuenden Arzt sehr wichtig. Eine übersehene Erkrankung kann, auch wenn sie nicht diagnostizierbar war, zu ernsten Konsequenzen für den Frauenarzt führen.

Ultraschall als Orientierung

Viele Ärzte erwähnen, dass die durchgeführten Ultraschalluntersuchungen einen eher orientierenden Charakter haben und keineswegs mit den Möglichkeiten der pränatalen Diagnostik zu verwechseln sind. Nur mit einer speziellen (teuren) Ausbildung kann man die Zulassung zur Pränataldiagnostik erhalten. Nur mit dieser Zulassung kann man die Untersuchungen auch abrechnen. Und nur wenn die Untersuchungen mit den Krankenkassen abgerechnet werden können, kann sich der Arzt in der Regel das extrem teure Ultraschallgerät leisten, welches er für die Durchführung benötigt.

Was tun bei Risiken?

Viele Frauenärzte/Frauenärztinnen überweisen die Schwangeren bei Risiken zur humangenetischen Beratung, zur psychosozialen Beratung und/oder an ein Ultraschallzentrum. Ohne das Vorliegen entsprechender Risiken geschieht dies nicht. Und es ist in unserem System auch nicht anders vorgesehen. Grundsätzlich hat die Schwangerschaftsvorsorge in Deutschland eine hohe Qualität. Doch allein schon aus Kapazitätsgründen und aus Kostengründen ist eine generelle Bereitstellung der maximalen diagnostischen Möglichkeiten für alle nicht machbar.

Mehr Sicherheit durch »Maximalmedizin«?

Viele Eltern haben den Wunsch, auch ohne das Vorliegen medizinischer Gründe, die »Maximalmedizin« in Anspruch zu nehmen und sehen die Rationalisierung der Ressource kritisch. Manche Schwangere versuchen dann, aus der »normalen« Vorsorge auszuscheren, indem sie die Untersuchung beim Spezialisten zukaufen. Sie erhoffen sich dadurch ein Stück mehr Sicherheit für sich und ihr Kind. Dies kann ein Trugschluss sein, der mehr zu einer Verunsicherung als zur angestrebten Sicherheit führt. Man hat die Hoffnung, dass ein Beratungstermin gerade diesen Frauen helfen wird, zu ergründen, ob sie das Mehr an Diagnostik wirklich brauchen und wollen. Möglicherweise sehen sie dann den Wunsch nach einer Vorstellung am »Zentrum« etwas differenzierter.

Was wird mit dem Ultraschall untersucht?

Verschiedene Ultraschall-Screenings

In der normalen Vorsorge sind drei Ultraschalluntersuchungen vorgesehen. (Wenn mehr davon gewünscht werden, können diese einzeln oder im Paket oder wie auch immer zugekauft werden – so zumindest die gängige Praxis.) Diese sind zwischen der 9. und 12. Schwangerschaftswoche (SSW) (I. Screening), zwischen der 19. und 22. SSW (II. Screening) und zwischen der 29. und 32. SSW (III. Screening) eingeplant. Dies resultiert im Kompromiss aus der Machbarkeit, den Sicherheitsaspekten und der Finanzierbarkeit.

I. Screening

In der Frühschwangerschaft muss der vermeintliche Geburtstermin festgelegt werden. Hierzu wird die Länge des Kindes sonografisch gemessen (Näheres dazu im Kapitel »Frühestultraschall«). Bei dieser Gelegenheit erkennt der Untersucher, ob sich die Schwangerschaft innerhalb der Gebärmutter befindet oder eine Eileiterschwangerschaft vorliegen könnte. Das ist extrem wichtig, weil diese für eine Frau gefährlich werden würde. Wenn sich der Embryo innerhalb der Gebärmutter befindet, kann in einer derart frühen Entwicklungsphase noch nicht viel über die Gesundheit ausgesagt werden. Es können lediglich die äußeren Körperumrisse sowie die Herzaktion beurteilt werden. Bei Mehrlingen ist das Hauptaugenmerk auf die

Anzahl der Fruchthöhlen und der Plazenten zu richten. Dies ist in der Frühschwangerschaft von entscheidender Bedeutung. Bei Verdacht auf eine frühe Störung der Schwangerschaft ist generell die Vorstellung an einem Zentrum vorgesehen.

II. Screening

Das II. Screening wird um die 20. SSW durchgeführt. Die Organe des Kindes sind weitgehend angelegt, das Kindsgewicht liegt bereits bei etwa 250 Gramm. Bezüglich der Schwangerschaft sind die Ultraschallbedingungen optimal. Beim II. Screening der normalen Schwangerschaftsvorsorge geht es in erster Linie um die Feststellung der zeitgerechten Entwicklung des Fetus (Lebenszeichen? Wachstum?). Allerdings soll auch etwas genauer hingesehen werden. Es wird zwar keine dezidierte Organuntersuchung verlangt, aber eine grobe Orientierung. Dies implizieren die Fragen im Mutterpass nach der Fruchtwassermenge, der körperlichen Entwicklung, des Körperumrisses und den fetalen Strukturen. Damit soll sichergestellt werden, dass schwere Fehlbildungen möglichst erkannt werden. Da die Beurteilung des fetalen Herzens schwierig ist, wurde sie gleich ganz aus dem Fragenkatalog herausgehalten. Es wird lediglich nach der Herztätigkeit gefragt. Der Frauenarzt/die Frauenärztin wird das Gewicht des Kindes, gegebenenfalls auch die Länge anhand von bestimmten Messparametern abschätzen, die Plazenta, die Fruchtwassermenge und die Lage des Kindes begutachten. Die Füllung des Magens und der Harnblase sollte angesehen werden. Es sollte auf grobe, strukturelle Abweichungen vom normalen körperlichen Erscheinungsbild im Köpfchen, Brustraum, Bauchraum und an den Extremitäten geachtet werden. Bei Verdacht auf Störungen sollte an ein Zentrum für Pränataldiagnostik überwiesen werden.

III. Screening

Beim dritten Screening stellen sich die gleichen Fragen wie bei der Untersuchung zuvor. Die Ultraschallbedingungen sind zum Zeitpunkt dieser Untersuchung schon deutlich schlechter geworden. Dennoch ist es gut möglich, den Vitalzustand des Kindes abzuschätzen. Gemeinsam mit der CTG-Untersuchung erhält der Vorsorgende einen sehr sicheren Überblick über das Wohlbefinden oder mögliche Mangelzustände des Fetus. Allerdings gibt es Lücken. Die Doppleruntersuchung beispielsweise – zur Überprüfung der Versorgung des Kindes – findet keinen Eingang in den Untersuchungskatalog. Oftmals ist deren Durchführung zwar nicht nötig, jedoch vertreten viele Frauenärzte die Meinung, dass die Dopplersonografie aus Gründen der Sicherheit in vielen Fällen zur Anwendung kommen sollte (s. auch »Organultraschall um die 20. SSW«). Die Indikation, in Abwägung von Risiken und Aussagekraft, kann und sollte sehr weit gestellt werden. Eine relativ häufig vorkommende Komplikation in der Schwangerschaft ist beispielsweise die Plazentainsuffizienz (Verlust der Versorgungsfunktion der Plazenta). Diese Komplikation kann vor allem mit Hilfe der Doppleruntersuchung ausgeschlossen werden. Deswegen wird heute in den meisten Arztpraxen eine Doppleruntersuchung durchgeführt, auch wenn diese eigentlich nicht gefordert ist.

Natürlich kann bei einer gröber orientierenden Ultraschalluntersuchung eine Schwangerschaft durch das Sicherheitsnetz fallen. Dies geschieht aber sehr selten. Außerdem ist man auch beim Spezialisten davor nicht immer gefeit.

Worauf zielt die »spezielle« PND?

Der Pränataldiagnostiker als Lotse

Fehlbildungen erkennen

Relevante Störungen in der Entwicklung des Kindes können in der rein körperlichen Entwicklung des Fetus, auf der Ebene der Chromosomen oder der Gene oder in der Einheit von Mutter und Kind begründet sein. Es ist Aufgabe der PND, mittels Ultraschall Hinweise auf Fehlbildungen zu erhalten, diese möglichst genau darzustellen und zu klassifizieren, damit in der Folge prognostische Aussagen bezüglich einer späteren, postnatalen Therapie gemacht werden können. Des Weiteren soll die Funktionalität der Mutter-Kind-Einheit überprüft werden, um bedrohliche Störungen in diesem Bereich möglichst früh zu erkennen.

Ultraschall und genetische Störungen

Grundsätzlich können die Erbanlagen nicht mit einer eher risikoarmen Ultraschalluntersuchung dargestellt werden. Sollen sie genauer untersucht werden, ist es notwendig, die fetalen Zellen, welche die Chromosomen enthalten, selbst und unmittelbar zu analysieren. Die kindlichen Zellen gewinnt man aus dem Fruchtwasser, aus der Plazenta oder durch Punktion aus dem Blut. Dies stellt ein deutlich erhöhtes medizinisches Risiko dar. Mittels des Ultraschalls kann also keine genetische Untersuchung durchgeführt, es können jedoch Hinweise auf das Vorliegen einer Chromosomenstörung gewonnen werden. Körperliche Fehlbildungen selbst, körperliche Stigmata und die sogenannten »Marker« (siehe »Markerscreening«) können in einer Erbgutschädigung begründet sein. Im Umkehrschluss bedeutet dies: Liegt eine körperliche Störung vor, steigt die Wahrscheinlichkeit für das Vorliegen einer ursächlichen Erbgutstörung. In einem solchen Fall wird einer Schwangeren nach dem Ultraschall auf Verdacht eine genetische Untersuchung angeboten werden.

Aufgaben des Pränataldiagnostikers

Die neben der eigentlichen Untersuchung wichtigste Aufgabe liegt in der Aufklärung und Information. Und das beginnt bereits, bevor sich die Schwangere auf die Ultraschallliege begibt. An dieser Stelle hat der Untersucher – per Gesetz – über die Möglichkeiten und Risiken der Untersuchung zu berichten und dies sogar schriftlich festzuhalten. Inhalt des Gesprächs sollen die einzelnen diagnostischen Schritte mit ihren möglichen Komplikationen, Vor- und Nachteilen, Stärken und Schwächen sein. Oftmals erhält die Schwangere Informationsmaterial, das sie vor der Untersuchung lesen sollte. Während und nach einer Untersuchung folgen weitere allgemeine und spezielle Informationen etwa über Auffälligkeiten der Untersuchung, Besonderheiten des Kindes oder darüber, was auf den Monitoren zu sehen ist. Teilweise werden Untersuchungsergebnisse zur statistischen Berechnung des individuellen Trisomie 21-Risikos verwendet. In diesem Zusammenhang sollte diese Berechnung selbst, aber auch die Bedeutung der Statistik genau erläutert werden.

In seiner Beratungstätigkeit steht der Pränataldiagnostiker nicht alleine. Staatliche und private sowie kirchliche Beratungsstellen stehen bereit, um im psychosozialen Kontext mit der pränatalen Diagnostik entsprechende dezidierte Informationen und Hilfestellungen zu geben. Des Weiteren wird sehr häufig auch eine Beratung durch einen Facharzt für Humangenetik angeboten (genetische Beratung). Der Schwerpunkt dieser Beratung liegt mehr in der medizinischen Information, während die psychosoziale Beratung durch Beratungsstellen eher im Kontext der Entscheidungs- und Lebenshilfe zu sehen ist. In sehr vielen Fällen ist es sinnvoll, dass eine solche breite Information vor einer Untersuchung stattfindet.

Lotsenfunktion

Im Falle einer tatsächlich vorliegenden Störung der Schwangerschaft übernimmt der Pränataldiagnostiker eine Lotsenfunktion. Gemeinsam mit Fachkollegen – Kinderkardiologen, Kinderchirurgen, Neurochirurgen, Kinderärzten und anderen – soll die Störung möglichst dezidiert begutachtet werden, um Geburt und nachgeburtliche Phase planen zu können. Weitere Kontrollen erfolgen dann bedarfsabhängig durch das relevante Behandlungsteam. Unter Umständen werden für spezielle Erkrankungen weitere pränataldiagnostische Zentren involviert, deren Schwerpunkt in der Behandlung und Überwachung eben dieser Erkrankungen liegt. Nicht immer ist der Untersucher mit einer entsprechenden geburtshilflichen Einrichtung assoziiert. Allerdings ist das Netzwerk der pränataldiagnostischen Zentren und der Perinatalzentren sehr gut ausgebaut, sodass Kooperationen auch über große Entfernungen bestehen. In sehr schwierigen Fällen stehen auch Psychologen und Seelsorger bereit. Diese leisten entscheidende Hilfe bei der Bewältigung der teils sehr traurigen und dramatischen Ereignisse.

Was kann die PND überhaupt entdecken?

Vielfältige Probleme bei der Pränataldiagnostik

Revolution Ultraschall

Als die ersten Ultraschallgeräte entwickelt wurden, musste viel Pionierarbeit geleistet werden. Die Geräte waren kaum für den alltäglichen Gebrauch verwendbar. Seither hat sich die Technik rasend entwickelt. Vor der Ultraschall-Ära gab es noch das »Mysterium« der Schwangerschaft. Erst die Geburt bot Klarheit über das Ergebnis. Heute können wir schon in der fünften Schwangerschaftswoche die Zwillingsschwangerschaft erkennen. Der Ultraschall ist eine der wichtigsten Untersuchungen in der Schwangerschaft geworden und bietet vielfältigste Möglichkeiten.

Neue Möglichkeiten

Wir können nicht nur sehr früh erkennen, dass eine Frau schwanger ist. Das Wachstum des Kindes kann beobachtet und protokolliert werden. Wir bekommen eine plastische Vorstellung von dem Kind und dessen Entwicklung. Die Geburt kann »geplant« werden. Komplikationen können früher erkannt und behandelt werden. Schwere Erkrankungen des Kindes können früh diagnostiziert werden. Fachkollegen können zu Rate gezogen werden. Therapien können möglicherweise schon in der intrauterinen Entwicklungsphase des Kindes begonnen werden. Bei schweren Erkrankungen ohne Aussicht auf Hilfe kann ein Schwangerschaftsabbruch diskutiert werden. Und noch viel mehr solcher Entscheidungs- und

Handlungsoptionen haben sich seit der Einführung des Ultraschalls in der Geburtsmedizin aufgetan.

Fetus aus Glas?

Ärzte, Gesellschaft und Industrie sind so begeistert, dass vielleicht der guten Sache ein bisschen zu viel ist. In jedem Jahr, wenn die Hersteller ihr neues »High-End-Gerät« in Hochglanzprospekten vorstellen, staunt die Fachwelt über den Fortschritt. Und die Geräte werden wirklich immer etwas besser. Die Qualität der Abbildung ist teilweise so gut, dass sie sogar irritieren kann. Es werden Strukturen sichtbar, die nicht mehr den üblichen Erwartungen des Untersuchers entsprechen und in dessen Kopf völlig neu eingeordnet werden müssen. So kann es vorkommen, dass ein gesundes Organ als auffällig erachtet wird, nur weil es sich so außergewöhnlich gut darstellen lässt. Es wird der Eindruck erweckt, der Fetus sei aus Glas und könne bis in das Letzte durchschaut werden.

Grenzen des Ultraschalls

Leider ist dem nicht so. Den Traum vom Alleswisser wird man weiter träumen. Viele körperliche oder geistige Störungen bleiben im Verborgenen. Je weniger sich eine mögliche Erkrankung durch Ultraschall zeigt, desto problematischer ist die Diagnosestellung. Rückenschmerzen, Bauchschmerzen, psychische Störungen, Stoffwechselstörungen, funktionelle Störungen und andere können leider nicht durch bildgebende Diagnostik (Ultraschall, Röntgen, MRT etc.) erkannt werden. Sie entziehen sich der Diagnostik. Die Trisomie 21 (Down-Syndrom), eine der häufigeren genetischen Erkrankungen, gehört zu den Erkrankungen, die mit geistiger Behinderung einhergehen. Um sie zu erkennen, müssen wir schon einen Schritt weiter gehen. Eine genetische Laboruntersuchung ist unumgänglich.

Angst vor Kunstfehlern

Für manche ist dies ein großes Dilemma. Vor allem für die Ärzte – und damit auch für die Untersuchten. Denn: Ärzte haben Angst vor dem Übersehen einer Krankheit. Sie haben Angst davor, dem Anspruch der Gesellschaft und ihrer Patientin auf das Stellen der korrekten Diagnose nicht gerecht werden zu können. Fälle von übersehenen Krankheiten schaden beträchtlich dem Image und ziehen eventuell rechtliche und finanzielle Konsequenzen nach sich. Die Angst vor Kunstfehlern wird sowohl vonseiten der Ärzteschaft als auch vonseiten der Patienten immer größer.

Schwangerschaft als Bedrohung

Aus solchen Ängsten resultiert die Bestrebung nach immer subtileren Untersuchungsmethoden und einer immer ausführlicheren Aufklärung über die Unsicherheiten der Methoden. Leider muss akzeptiert werden, dass auch die subtilste Methode an ihre Grenzen stößt. Im Gegenteil führt ein Mehr an Diagnostik nicht immer zu einer Ergebnisverbesserung, sondern oft zu größerer Unklarheit. Ein Mehr an Aufklärung seinerseits kann die Physiologie der Schwangerschaft zerreden und diese gar letztlich als Quelle der Angst und Bedrohung erscheinen lassen. Dies kann auch zu einer Frontenbildung zwischen dem Arzt und der Schwangeren führen. Manchmal agiert ein Arzt gegen seine Überzeugung und Erfahrung, indem er, wegen Sicherheitsbedenken, eine weiterführende Diagnostik empfiehlt. Eigentlich möchte er aber der Berater und Partner der Patientin sein. Eine Patientin fühlt sich nach einer Untersuchung manchmal hilflos, überfordert und unverstanden. Letztlich kann ein solcher Konflikt auch auf den Schultern des Kindes ausgetragen werden.

Wann ist eine Auffälligkeit eine Auffälligkeit?

Das Markerscreening

Einfach die »Untersuchung verbessern«?

Die Sache mit der Verbesserung der Untersuchung sagt sich so leicht. Erkrankungen, die man nicht visualisieren kann, weil sie keine wirklich sichtbaren morphologischen (äußeres Erscheinungsbild) Veränderungen bedingen, fallen durch das Raster und werden nicht erkannt. Was kann man also verbessern?

Wie Marker funktionieren

Dafür gibt es in der Geschichte des Ultraschalls viele Beispiele. Prinzipiell funktioniert das so: Forscher suchen nach bestimmten morphologischen Auffälligkeiten bei bestimmten Erkrankungen (Marker). Es wird postuliert, dass diese Auffälligkeit zwar meist nicht bedeutsam ist, also keinen direkten Krankheitswert hat, aber gehäuft auch schon im Fetalalter vorkommen kann, sichtbar und messbar sowie für die Erkrankung typisch ist. Dann wird in Reihenuntersuchungen geprüft, wie oft dieser Marker vorkommt, wie viele Kinder mit dem Marker tatsächlich krank und wie viele gesund sind. Sind bedeutend mehr Kinder krank als gesund, geht der Marker in die Risikoberechnung für bestimmte Erkrankungen ein. Diese Risikoberechnung erhält die Mutter als Grundlage für weitere Überlegungen. Wünscht sie eine weitere Abklärung, z. B. durch eine Amniozentese (Fruchtwasserpunktion), geht sie damit das Risiko einer Fehlgeburt ein. Oder nimmt sie etwa das Risiko der Erkrankung auf sich? Sie muss Risiken gegeneinander abwägen.

Marker und die »ärztliche Lernkurve«

Die Marker sind sehr vielfältig. Teils treten sie nur zu bestimmten Entwicklungszeitpunkten auf und verschwinden dann wieder, teils lässt sich die Risikoerhöhung nicht wirklich berechnen, weil kein Algorithmus (Berechnungsformel) dafür vorhanden ist und niemand weiß, was der Marker rechnerisch eigentlich bewirkt. Marker kommen und gehen. Es kommt vor, dass die Fachwelt meint, wieder etwas »Neues« gefunden zu haben, welches zu einer dezidierteren Risikoberechnung beitragen kann. Diese vermeintlichen Marker werden dann eine geraume Zeit beobachtet und bei jedem untersuchten Fetus auf das Vorliegen hin überprüft. Nach gewisser Zeit stellen sich jedoch erste Zweifel ein, und aus verschiedenen Gründen verliert er an Bedeutung und gerät in Vergessenheit. Das entspricht einer »ärztlichen Lernkurve«. In der Zwischenzeit können aber bereits viele Schwangere durch die Nennung des Markers zu Unrecht gravierend verunsichert worden sein.

Ein Beispiel: Im Herzen befinden sich kleine Muskeln, welche für die Funktion bestimmter Herzklappen zuständig sind. Es kommt recht häufig vor, dass einer dieser winzigen Muskeln etwas weißer aussieht als die anderen. Man nennt dies »white spot«, hyperechogener Papillarmuskel oder Golfball-Phänomen (weil der Muskel im Blutstrom hin und her schwingt). Die Funktion des Herzens ist keineswegs beein-

trächtigt. Lange wurde dieser »white spot« als »harter«, bedeutsamer Marker für die Trisomie 21 gewertet. Es hat sich jedoch herausgestellt, dass der »white spot« sehr häufig zu beobachten ist und nur in sehr wenigen Fällen mit der Trisomie 21 zusammenhängt, wenn er isoliert auftritt. Heute gilt der »white spot« lediglich noch als »schwacher« Marker.

Unterschiedliche Marker und deren Interpretation

Es gibt Marker für die Frühschwangerschaft (Ersttrimesterscreening) und für die spätere Schwangerschaft. Für die Berechnung eines Risikos wird ein entsprechendes Programm benötigt. Es gibt verschiedene Rechenwege und Ergebnisse, abhängig von verschiedenen Auffassungen und daraus resultierenden Programmen. Auch den Fachuntersucher erstaunt teilweise, wie groß die Unterschiede bei der Risikoberechnung in unterschiedlichen Programmen sind. Was einer werdenden Mutter nach einer Untersuchung als prozentuale Wahrscheinlichkeit mit auf den Weg gegeben wird, ist also mit Vorsicht zu genießen. Leider hängt von dieser Statistik aber einiges ab: nämlich das Seelenheil der Schwangeren oder der Verlauf der gesamten Schwangerschaft.

Einige »Marker« und deren Bedeutung (vereinfacht)

Marker	Zeitraum	Bedeutung
Nackentransparenz (NT)	Im ersten Trimester	Wichtiger Marker zum Hinweis auf verschiedenste Erkrankungen

Marker	Zeitraum	Bedeutung
Nasen-knochen (NB)	Im ersten und zweiten Trimester	Das Fehlen des Nasenbeins wird als Hinweis auf das Vorliegen des Down-Syndroms gewertet
Gesichts-winkel, und andere	Im ersten Trimester	Flaches Profil, auffälliger Blutfluss über einer der Herzklappen ist im ersten Trimester ein schwacher Hinweis für ein Down-Syndrom
»Biochemie«	Im ersten Trimester	Gemeinsam mit der NT-Messung kann die Sensitivität für ein Down-Syndrom erhöht werden. Die Spezifität ist aber zweifelhaft
»White Spot« (Hyperreflektorischer Papillarmuskel)	Im ersten und zweiten Trimester	Optisches Phänomen im fetalen Herzen, ohne funktionelle Bedeutung. Wird bei sehr vielen gesunden Feten beobachtet. Schwacher Marker für Chromosomenstörungen
Hyperechogener Darm	Im ersten und zweiten Trimester	Darm des Fetus »weißer« als üblich. Sehr subjektiv und, wenn isoliert vorliegend, kaum Aussagekraft
Amnion-dissoziation	Im ersten und zweiten Trimester	Eihaut »verklebt« nicht oder sehr spät mit der Gebärmutterwand. Kann einen Hinweis auf das Vorliegen eines Down-Syndroms liefern
Relativ kurzer Oberschenkel-knochen	Im zweiten Trimester	Kann Hinweis auf das Vorliegen eines Down-Syndroms (und andere Störungen) geben. Keine funktionelle Einschränkung des Kindes
Kind streckt Zunge heraus	Im zweiten Trimester	Bei häufigem Herausstrecken der Zunge steigt die Wahrscheinlichkeit für eine syndromale Erkrankung an
Fetaler Nierenstau	Während der gesamten Schwanger-schaft	Bei gravierendem Befund steigt die Wahrscheinlichkeit für eine syndromale Erkrankung an
Fehl-bildungen	Während der gesamten Schwanger-schaft	Hinter den meisten Fehlbildungen kann sich eine Chromosomenstörung verbergen

Der Weg zur Selektion?

Das Markerscreening dient in erster Linie der Entdeckung von genetischen Störungen. Dieser Ansatz wird sehr kontrovers diskutiert und der PND häufig zum Vorwurf gemacht. Viele Kritiker reduzieren gar die Zielrichtung der PND auf die Entdeckung von fetalen Erkrankungen mit dem Ziel des Schwangerschaftsabbruches. Dies ist zwar sehr vereinfachend und grundsätzlich eine extreme Auffassung, aber nicht von der Hand zu weisen. Natürlich greift die PND in letzter Konsequenz teils massiv in das Leben ein, indem sie den Auftrag annimmt, nach Krankheiten zu fahnden. Begriffe wie »Selektion« beinhalten auch ein Körnchen von Wahrheit. Eines darf aber nicht vergessen werden: Die Entscheidung für oder gegen ein Markerscreening treffen die Schwangeren letztlich selbst. Wenn eine entsprechende Aufklärung über die schwierigen Verhältnisse erfolgt ist, müssen diese auch Verantwortung übernehmen.

Eine Frage der Gene

Alles genetisch bedingt?

Fehlbildungen und ihre Ursachen

Fehlbildungen ohne Chromosomenstörung

Isolierte Fehlbildungen ohne Chromosomenstörung sind häufig gut abgrenzbar und in ihrer Bedeutung für unsere Vorstellungskraft »eingängig«. Aus diesem Grunde werden sie in der Regel und prinzipiell als weniger schwierig eingestuft als eine Chromosomenstörung. Natürlich aber ist die Prognose abhängig von der Schwere und Ausprägung. Manche Fehlbildungen sind auch nicht mit dem Leben vereinbar. Bei Störungen an Gliedmaßen oder inneren Organen kann die moderne Therapie heute viel leisten. Operationen, Transplantationen, Hilfsmittel und konservative Therapien können zu einem normalen Leben verhelfen. Bei Feststellung einer Fehlbildung ist es also die Aufgabe des Untersuchers, über die Prognose und die Möglichkeiten der Therapie aufzuklären und gegebenenfalls an entsprechende Spezialisten zu verweisen. In einem Perinatalzentrum findet man meist alle medizinischen Hilfsangebote vor Ort. Hier kann rasch eine Rundum-Einschätzung erfolgen. Ist eine isolierte Fehlbildung so schwer, dass keine Therapie möglich ist, sollte dies durch Kollegen bestätigt werden. In diesem Falle muss, kann und darf die schwangere Patientin über den weiteren Verlauf ihrer Schwangerschaft entscheiden.

Trotz spezieller Untersuchung können viele Fehlbildungen nicht diagnostiziert werden. Dies kann an der relativen Zartheit des Kindes in der 20. SSW liegen, jedoch auch an den Untersuchungsbedingungen. Manche Fehlbildungen entwickeln sich erst in späteren Abschnitten der Schwangerschaft. Insofern hat die werdende Mutter auch nach dem Organscreening keine Garantie auf körperliche Unversehrtheit des Kindes.

Fehlbildungen mit vermuteter genetischer Störung

Viele genetische Erkrankungen sind mit dem Auftreten von Fehlbildungen verbunden. Im Umkehrschluss bedeutet dies, dass eine diagnostizierbare Fehlbildung vorliegen kann, weil das Kind eine (nicht sichtbare) Chromosomenstörung hat. Kann bei Diagnosestellung einer Fehlbildung vom Untersucher eine genetische Störung nicht mit Sicherheit ausgeschlossen werden, ist er dazu verpflichtet, auf die Möglichkeiten der genetischen Untersuchung hinzuweisen. Einige Fehlbildungen oder die Kombination verschiedener Fehlbildungen sind geradezu pathognomisch für bestimmte genetische Störungen. Das heißt: Erkennt man bestimmte Fehlbildungen, dann kann man sich schon fast sicher sein, dass eine bestimmte genetische Erkrankung dahintersteckt. Eine genetische Störung ist insofern problematisch, dass sie nicht kausal behandelt werden kann. Wir können die Gene und Chromosomen nicht reparieren, wir können nur versuchen, die Auswirkungen zu behandeln. Sehr viele Fehlbildungen sind jedoch mit nur sehr geringer Wahrscheinlichkeit mit einer Chromosomenstörung assoziiert. Dies genau stellt ein großes Problem der Diagnostik dar. Bei (fast) jeder Fehlbildung wird der Untersucher eine genetische Untersuchung zur Sicherheit (aber auch aus juristischen Gründen) anbieten müssen. Das Risiko dieser Untersuchung muss die Betroffene alleine tragen (und sehr wahrscheinlich ohne eigentlichen Grund).

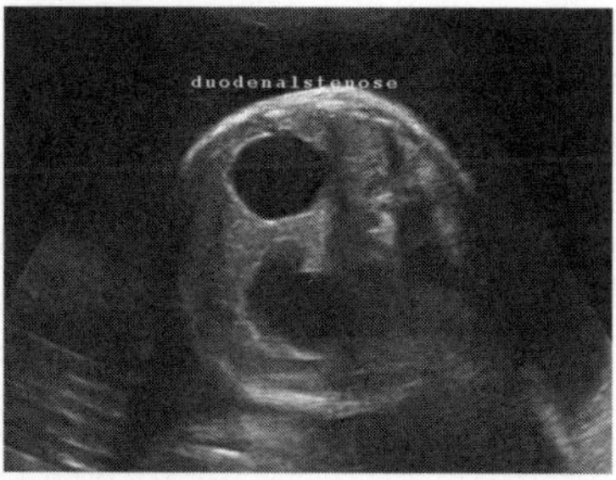

Duodenalstenose

Typisches sonografisches Bild bei Verschluss im Bereich des Zwölffingerdarms, hier auf dem Boden einer Trisomie 21. Es stellt sich die gefüllte Magenblase dar, daneben eine zweite »Blase«, welche den Stau vor der Engstelle charakterisiert (»Double bubble«).

Sicherheit durch genetische Untersuchungen?

Gene und Chromosomen können mit Ultraschall nicht gesehen werden. Sie sind viel zu klein dafür, man benötigt aufwendige Untersuchungstechniken und Mikroskope etc. Was ist, wenn eine Frau eine genetische Störung mit hundertprozentiger Sicherheit bei ihrem Kind ausgeschlossen haben will? Das geht leider nicht. Zum Ausschluss einer

Chromosomenstörung kann zwar eine entsprechende Untersuchung angeboten werden, beispielsweise die Fruchtwasserentnahme. Störungen im Bereich einzelner Gene sind durch ungezielte Untersuchung jedoch nicht detektierbar. Wie wir zwar alle gehört haben, ist das menschliche Genom entschlüsselt. Das heißt aber noch lange nicht, dass alles beim Kind untersucht werden kann. Die Untersuchung des gesamten Genoms ist zu teuer, zu aufwendig und technisch nicht möglich. Es ist also durchaus denkbar, dass trotz Organscreening und trotz Fruchtwasserpunktion dennoch ein genetisch krankes Kind geboren werden kann. Die Erkrankungen, die zwar genetisch determiniert, aber nicht durch eine Chromosomenuntersuchung nachweisbar sind, nennt man in der Regel »Syndrom«. Es gibt sehr schwere Erkrankungen darunter und es gibt eine Vielzahl davon (mehrere Hundert). Prinzipiell sind sie sehr selten und meistens sind sie mit sonomorphologischen Auffälligkeiten verbunden. Das bedeutet, dass man mittels Ultraschall teils schwere Fehlbildungen erkennen kann, die durch eine Chromosomenuntersuchungen nicht erklärt werden können. Syndromale Erkrankungen, welche in der Schwangerschaft durch körperliche Stigmata in Erscheinung treten, können andererseits auch nicht diagnostiziert werden. Diese Kinder werden in aller Regel geboren und fallen oft erst viel später bei den Vorsorgeterminen beim Kinderarzt durch eine Entwicklungsverzögerung oder andere Symptome auf. Manche genetisch determinierten Erkrankungen treten erst in einem höheren Lebensalter zutage.

Garantieren Gentests Sicherheit?

Chromosomenuntersuchung und genetische Tests

Vorteile der Chromosomenuntersuchung

Wir können die Gene nicht ungezielt untersuchen, wohl aber die Chromosomen. Der Unterschied ist einfach: Die Chromosomen sind die Träger der Gene. Es gibt ein paar Millionen Gene, aber nur 46 Chromosomen und zwei Geschlechtschromosomen. Die Chromosomen sind so groß, dass sie zumindest mit einem Mikroskop angesehen und gezählt werden können. Wenn man die Zellen vom Kind durch eine Punktion gewonnen hat, können diese aufbereitet werden. Schließlich werden die Chromosomen isoliert und gezählt. Damit kann eine Vielzahl der Chromosomenstörungen ausgeschlossen oder bestätigt werden. Alle Störungen, bei denen zu viele Chromosomen oder zu wenige da sind, können mit annähernd hundertprozentiger Wahrscheinlichkeit erkannt werden (numerische Chromosomenstörung). Auch die Trisomien (eines der Chromosom dreimal vorhanden statt zweimal), die Triploidien (alle Chromosomen dreimal) und die Monosomien (ein Chromosom von einem Chromosomenpaar fehlt) können erkannt werden. Das dauert heute ca. vierzehn Tage, weil man eine Vielzahl von Zellen untersuchen muss, die Zellen also nach der Gewinnung und vor der Auswertung erst im Reagenzglas vermehrt werden müssen.

»Mosaik« der Chromosomen

Warum das, und warum können nicht alle Chromosomenstörungen zu hundert Prozent ausge-

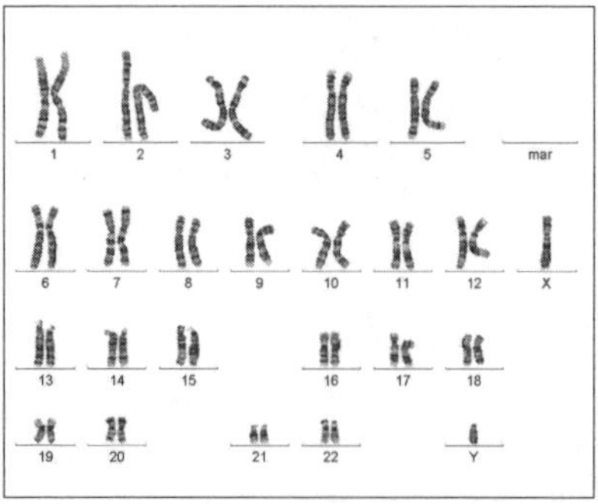

schlossen werden? Es ist möglich, dass eine Erkrankung vorliegt, jedoch nicht in jeder Zelle des Körpers. Der prozentuale Anteil der kranken Zellen macht dann die Krankheit aus. Leider gibt es aber keine Grenze, die z. B. besagt, dass eine Anzahl von unter zwanzig Prozent kranker Zellen unbedeutend ist. Es ist eher Spekulation, wie ausgeprägt in solch einem Fall die Krankheitssymptome sind. Das nennt man »Mosaik«. Es gibt Untersuchungen an gesunden Menschen, die belegen, dass in allen Menschen Zellen vorkommen, die beispielsweise das Chromosom 21 dreimal aufweisen. Deshalb haben wir aber nicht alle ein Down-Syndrom.

Genom bei Trisomie 21

Fehlerquellen

Wenn bei der Untersuchung eines »Mosaiks« nur gesunde Zellen erwischt, die kranken aber nicht entdeckt werden, ist die Diagnose falsch. Außerdem kommt es vor, dass der Humangenetiker fälschlicherweise nicht die Zellen des Kindes, sondern der Mutter untersucht, die durch eine Blutung oder bei der Punktion in das Fruchtwasser gelangt sind. Um dies auszuschließen, wird manchmal simultan eine Untersuchung des mütterlichen Genoms zum Vergleich durchgeführt. Dennoch: In diesem Falle des Geschehens könnte die Diagnose »gesundes Mädchen« lauten, dabei handelt es sich in Wirklichkeit um einen Jungen, schlimmstenfalls sogar mit einer Chromosomenstörung. Zu guter Letzt kann es sein, dass zu wenige Zellen erwischt worden sind oder die Vorhandenen nicht anwachsen. Dann gibt es gar keine Diagnose und man muss erneut punktieren. Es wird deutlich, dass auch die genetischen Untersuchungstechniken ihre Tücken haben und nicht das halten können, was suggeriert wird: nämlich eine absolute Sicherheit.

Vorsicht bei genetischen Schnelltests!
Manchmal und mancherorts auch immer wird die genetische Schnelldiagnostik (FISH-Test oder PCR) recht unreflektiert angeboten. Alle Verfahren sind begrenzt aussagekräftig und trügerisch. Ein unauffälliges Ergebnis im Schnelltest muss gegebenenfalls nach Erhalt des Endergebnisses revidiert werden. Das liegt daran, dass bei den Schnelltests nur wenige Chromosomen untersucht werden (in der Regel Chromosom 13, 18, 21 und die Geschlechtschromosomen). Die anderen werden zunächst nicht untersucht, und die Methode ist leider auch nicht zu hundert Prozent zuverlässig. Nicht selten gibt es zellbiologische Konstellationen, bei denen die Schnelltests versagen und kein Ergebnis erbringen. Schnelltests sind deshalb bei gezielter Fragestellung und bei begründetem Verdacht sinnvoll, aber nicht in der Routine. Hier muss das Endergebnis abgewartet werden, und das dauert eben zehn bis vierzehn Tage. Bei bestimmten sonografischen Auffälligkeiten, gepaart mit Auffälligkeiten im Schnelltest, kann es sein, dass die Kombi-

nation der Befunde für die Diagnosestellung ausreichend ist. In anderen Fällen kann z. B. ein Bestätigungstest indiziert sein. Ob ein Schnelltest im Einzelfall sinnvoll ist und welches Verfahren angewendet werden sollte, muss für jeden Fall individuell festgelegt werden. Vielerorts müssen die Kosten des Schnelltests von der Schwangeren selbst getragen werden. Die Krankenkassen bezahlen die Verfahren meist nicht.

Strukturelle Chromosomenstörungen

Es werden also die Chromosomen gezählt, darüber hinaus aber auch genau angesehen. Hierbei können weitere Fehler festgestellt werden. Es ist möglich, dass zwar die Anzahl stimmt, jedoch die Struktur nicht (strukturelle Chromosomenstörungen). Es kann beispielsweise an einem Chromosom ein Stück fehlen (Deletion) oder ein Stück zu viel da sein. Es kann ein Stück abgebrochen sein und auf einem anderen Chromosom sitzen (Translokation). Dies kann durchaus eine Erkrankung bedingen, jedoch nicht in jedem Fall. Es obliegt dem Genetiker, das im Einzelfall zu beurteilen.

Gezielte Gendiagnostik

Die Gene selbst kann man, wie gesagt, nicht alle untersuchen. Sehr wohl kann man aber auch bei Verdacht gezielt danach suchen, beispielsweise, wenn bereits ein Kind mit definierter und nachweisbarer Erkrankung in der Familie lebt. Vor einigen Jahren bereits wurde eine »Chiptechnik« zur ungezielten Diagnostik von genetischen Störungen entwickelt. Dabei wird auf eine Grundplatte, welche mit Hunderten von verschiedenen Reagenzien bestückt ist, Blut oder genetisches Material aufgebracht. Die Reagenzien sollen nach spezifischer Bindung an die Gene der Testperson Krankheiten anzeigen. Dieses Verfahren ist noch in der Erprobungsphase und hat bereits einige Rückschläge erlitten. Für die Anwendung in Serie ist es sicherlich noch nicht tauglich.

Zusammenfassend muss also konstatiert werden, dass trotz völlig unauffälliger Chromosomenuntersuchung dennoch ein genetisch krankes Kind geboren werden kann! Noch nicht mal nach einer Amniozentese ist man sicher! Das sind Fakten, über die man sich im Klaren sein sollte, bevor man das Risiko einer Fruchtwasserpunktion in Kauf nimmt.

Ist Trisomie 21 die häufigste Konsequenz?

Über die Häufigkeit von angeborenen Fehlbildungen

Zahlen und Fakten

In Deutschland und in Europa werden Fehlbildungen nicht flächendeckend erfasst und statistisch ausgewertet. Es existieren jedoch mehrere regionale Register mit unterschiedlicher Methodik, Ausrichtung und Organisation. Aus deren Jahresbericht kann eine generelle Häufigkeit für Deutschland lediglich statistisch abgeschätzt werden. So ergeben sich hinsichtlich der Häufigkeit von Fehlbildungen recht unterschiedliche Angaben. Entsprechend dem »Mainzer Geburtenregister« werden in Deutschland jährlich ca. 50 000 Kinder mit angeborenen Fehlbildungen (isolierte Fehlbildungen und Fehlbildungen auf dem Boden von genetischen Störungen) geboren. Dies bedeutet, dass eines von fünfzehn Kindern betroffen ist, was einem prozentualen Anteil von sechs bis sieben Prozent entspricht. Werden die Zahlen des »Fehlbildungsmonotorings Sachsen-Anhalt« zugrunde gelegt, ergibt sich eine Häufigkeit von 3,4 Prozent für grobe Fehlbildungen. Dies entspricht einem betroffenen Kind auf dreißig Geborene.

Prävalenz

Europaweit werden im »EUROCAT« (European Surveillance of Congenital Anomalies) die Zahlen der verschiedenen Register aus zwanzig europäischen Staaten zusammengeführt und ausgewertet. Laut Übereinkunft ist es Usus, die Häufigkeit als Prävalenz anzugeben. Die Prävalenz entspricht dabei der Anzahl der Betroffenen bezogen auf 10 000 Geborene. In diesem Zusammenhang ist es von hoher Bedeutung, dass längst nicht alle vorliegenden Erkrankungen und Fehlbildungen bei spontanen Fehlgeburten und Schwangerschaftsabbrüchen erfasst werden. Beim »Fehlbildungsmonitoring Sachsen-Anhalt« geschieht dies beispielsweise systematisch ab der 16. SSW. In der Pränataldiagnostik gehen wir jedoch davon aus, dass eine Vielzahl von großen Fehlbildungen bereits vor diesem Zeitpunkt festgestellt wird. Viele dieser Schwangerschaften werden also vorher abgebrochen. Gleichfalls werden Fälle von frühen spontanen Fehlgeburten nicht erfasst, bei denen keine genetische Untersuchung durchgeführt wurde.

Verschiedene Statistiken

Im Folgenden werden verschiedene Statistiken aus Zentren angegeben. Wir weisen darauf hin, dass die angegebenen Zahlen als Orientierung dienen und einen Auszug aus den Gesamtstatistiken darstellen. Bei näherem Interesse empfehlen wir das eingehende Studium der dezidierten Jahresstatistiken.

EUROCAT Prävalenz von Fehlbildungen in Europa (2000–2006)

	Prävalenz (auf 10 000 Geborene)	Anteil der Lebendgeborenen (in Prozent)	Anteil der induzierten Aborte (in Prozent)
Herzfehler			
Vorhofseptumdefekt	20,7	96,7	
Ventrikelseptumdefekt	30,5	93,0	

	Prävalenz (auf 10 000 Geborene)	Anteil der Lebend-geborenen (in Prozent)	Anteil der induzierten Aborte (in Prozent)
Skelettsystem			
Klumpfuß	9,2	88,1	
Hüftgelenksdysplasie	6,3	99,7	
Nieren			
Hydronephrose	10,3	93,7	
Zentralnervensystem			
Anenzephalus	2,9	14,5	76,6
Spina bifida	4,9	39,5	57,2
Hydrozephalus	5,5	49,1	45,4
Gastrointestinaltrakt			
Gastroschisis	2,4	82,3	13,8
Omphalozele	2,8	43,3	49,6
Analatresie	2,9	82,8	14,6
Chromosomenstörung			
Trisomie 21	17,6	55,0	43,4
Trisomie 18	3,5	23,7	68,2
Sonstige			
Zwerchfellhernie	2,2	78,2	17,2

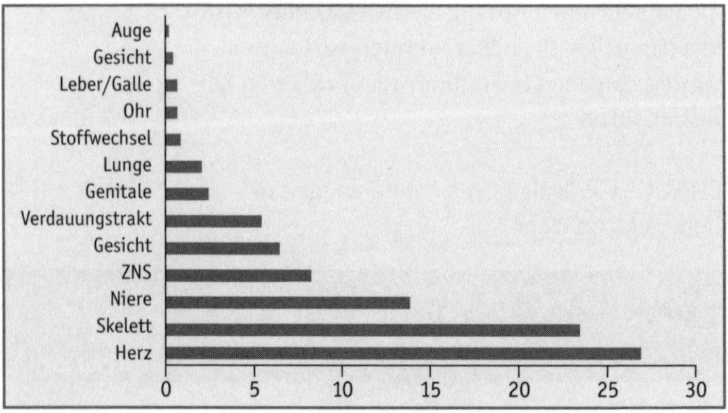

Organsystembeteiligung bei Feten/Kindern mit großen Fehlbildungen in Prozent (Fehlbildungsmonitoring Sachsen-Anhalt, 1999)

Die Prävalenz der Trisomie 21, der häufigsten Chromosomenstörung, wird mit 1,6–1,9 angegeben. An einer größeren Klinik mit etwa 1000 Geburten pro Jahr kommt also mindestens ein Kind pro Jahr mit Trisomie 21 zur Welt. Es ist allerdings unklar, wie viele Schwangerschaften wegen des Vorliegens einer Trisomie 21 abgebrochen werden. Andere Chromosomenstörungen sind bedeutend seltener. Für das Turner-Syndrom wird beispielsweise eine Prävalenz von 1:3000 weibliche Geburten angegeben. Trisomie 13: 1:5000–10000 Lebendgeburten. Dieses Krankheitsbild ist jedoch derart schwer, dass die meisten Kinder im Mutterleib versterben. Durch die PND werden zudem sehr viele Kinder erkannt. Die Rate an Schwangerschaftsabbrüchen ist sehr hoch. Trisomie 18: 1:8000 Lebendgeburten. Diese Zahlen sind aber unter Vorbehalt zu sehen, da viele der Kinder bereits intrauterin versterben und weniger in den Statistiken auftauchen.

Welche Untersuchung zu welchem Zeitpunkt

Ist die Nackenfaltenmessung unbedenklich?

Frühestultraschall und Ersttrimesterscreening

Eine Frage des Zeitpunkts

Methodenwahl, Fragestellung oder Aussagekraft der Untersuchung hängt unmittelbar mit dem Schwangerschaftsalter zusammen. Nicht zu jedem Zeitpunkt kann alles untersucht werden. Gewisse Fragen sollten bereits vor Eintritt der Schwangerschaft geklärt werden, andere sollten möglichst im optimalen Zeitfenster stattfinden. Unbedingt sollte man sich, neben der allgemeinen Indikation zur Pränataldiagnostik, im Vorfeld überlegen, welche Untersuchungen sinnvoll sind.

Genetische Untersuchungen vor der Schwangerschaft

Schon vor Eintritt einer Schwangerschaft kann eine dezidierte genetische oder laborchemische Untersuchung von Paaren sinnvoll sein. Dieses leistet in der Regel nicht der Pränataldiagnostiker selbst, sondern die Fachärzte für Humangenetik oder ausgebildete Labormediziner. Bei häufigen stattgehabten Fehlgeburten, Verwandtenehen (Konsanguinität), bei vorausgegangener

Schwangerschaft mit behindertem Kind, bei unerfülltem Kinderwunsch, bei bekannten oder vermuteten Erkrankungen im Bereich der Blutgerinnung oder des Vitaminstoffwechsels werden hier häufig Befunde erhoben. Es ist beispielsweise möglich, dass Mutter und Vater des gewollten Kindes selbst klinisch gesund sind, jedoch Krankheiten vererben, weil sie diese »heimlich« in den Genen tragen.

Gerinnungsstörungen bei der Mutter sind ein sehr spannendes, verhältnismäßig neues Thema in der Geburtsmedizin. Bestimmte Erkrankungen in diesem Kontext werden angeschuldigt, zu Sterilität, Fehlgeburten und Schwangerschaftskomplikationen, wie Minderversorgung des Kindes, Frühgeburt oder Bluthochdruckerkrankungen in der Schwangerschaft zu führen. Das Gerinnungssystem ist hochkomplex und – offensichtlich häufiger als zuvor bekannt – entsprechend störanfällig. In manchen Fällen kann aus einem pathologischen Befund eine Behandlungsoption abgeleitet werden. Die Forschung steht noch am Anfang der diagnostischen Möglichkeiten, und es ist durchaus möglich, dass zurzeit die Bedeutung der Gerinnungsstörungen etwas überschätzt wird. Eher ist es aber wohl umgekehrt.

Leitet sich aus einer »vorschwangerschaftlichen« genetischen Untersuchung der Eltern eine Risikokonstellation für das gewünschte Kind ab, ist das eine wichtige Information für die Paare. Sie könnten sich überlegen, ob unter diesen Gesichtspunkten eine Schwangerschaft in Betracht kommt. Wenn dem so ist, kann abgewogen werden, wie weiter vorgegangen werden soll. Soll das Kind auch genetisch untersucht werden (wenn es gezeugt ist)? Welche Konsequenz hätte es, wenn das Kind beispielsweise dieselbe Erkrankung hätte wie die Mutter?

Frühestultraschall bis ca. zur 11. SSW

Bei der Frühestultraschall-Untersuchung geht es um die Kontrolle der Herztöne und die korrekte Einnistung in die Gebärmutter sowie um die Bestimmung des Schwangerschaftsalters. Der versiertere Untersucher schließt eine Eileiterschwangerschaft oder Extrauteringravidität aus und misst exakt die Länge des Embryos vom Scheitel zum Po (SSL oder CRL). Damit kann er relativ genau sagen, wie alt das Kind tatsächlich ist und u. U. den rechnerischen Entbindungstermin korrigieren, der auf der Basis des Menstruationszyklus bestimmt wurde. Dies wird er tun, wenn der sonografische Geburtstermin um mehr als fünf Tage vom rechnerischen Geburtstermin abweicht. Der sonografische Termin ist dann genauer, was auf der Tatsache beruht, dass alle Kinder bis etwa zur 15./16. SSW ein identisches Wachstum aufweisen. In dieser Phase manifestieren sich selten individuelle Unterschiede im Körperwachstum, es sei denn, die Entwicklung ist gravierend gestört.

Was wird diagnostiziert?

Ab der ca. 6. SSW kann man das Herz sicher schlagen sehen und die Herzfrequenz messen. Das ist wichtig, weil einige schwere Störungen der Schwangerschaft bereits so früh Auffälligkeiten beim Herzschlag verursachen. Ab der ca. 10. SSW können schon einige grobe Fehlbildungen sichtbar sein. Es ist aber noch nicht der eigentliche Zeitpunkt für eine dezidierte Organdiagnostik. Der sogenannte Dottersack und die Fruchthöhle sowie das Chorion werden beurteilt. Bildmorphologische Veränderungen dieser Strukturen können ebenfalls auf bestimmte Störungen hinweisen. Bei Mehrlingen ist zu diesem Zeitpunkt unbedingt festzustellen, wie viele Fruchthöhlen und Plazenten vorhanden sind. Dies geht später evtl. nicht mehr. Teilen sich mehrere Feten eine Plazenta, sind sie prinzipiell gefährdeter und bedürfen einer engmaschigeren Überwachung. Besteht bereits früh der Verdacht auf eine genetische Störung oder sollen die Chromosomen aus anderen Gründen untersucht werden, kommt in dieser Zeit lediglich eine Chorionzottenbiopsie in Betracht (siehe auch unter »Invasive Diagnostik«). Wenn allerdings kein Verdacht und lediglich der Wunsch nach definitivem Ausschluss einer Trisomie 21 oder anderer Chromosomenstörungen, z. B. wegen des Alters der Mutter, besteht, rät man eher zur Amniozentese in der 16. SSW. Dies birgt die geringsten Risiken.

Ersttrimester-screening (ETS, Nackenfaltenmessung)

Laut den Empfehlungen der gynäkologischen Gesellschaften sollte jeder Frauenarzt eine schwangere Frau auf die Möglichkeiten der Pränataldiagnostik aufmerksam machen, wenn sie 35 Jahre alt oder älter ist. Der Grund dafür ist das mit dem Alter der Mutter ansteigende Risiko (Hintergrundrisiko) für Chromosomenstörungen. Dieses Risiko entsteht durch Verklebungen von Chromosomen, sodass nicht wie üblich zwei Chromosomen ihrer Art, sondern drei in den Zellkern gelangen. Es entsteht eine Trisomie. Auch bei jungen Frauen ist das zwar nicht ausgeschlossen, mit steigendem Alter der Schwangeren steigt das Risiko aber weiter an.

Indikation der ETS

Das ETS hat heute zwei medizinische Intentionen bzw. Indikationen: Zum einen – und das ist die Intention, die zur Etablierung der ETS geführt hat – soll das für alle Schwangerschaften bestehende grundsätzliche Hintergrundrisiko für das Vorliegen einer Trisomie 21 (sowie der Trisomie 13 und 18) individualisiert und spezifiziert werden. Es soll also ein spezielles, »adjustiertes« Risiko für das untersuchte Kind errechnet werden. Die Begriffe »Nackenfaltenmessung« oder »Nackentransparenzmessung« gelten als Synonym für diese Risikoberechnung. Zum anderen – dies ist eine neuere Entwicklung – soll das ETS als »frühes Fehlbildungsscreening« genutzt werden. Bisher waren die Voraussetzungen für eine solche Fragestellung noch nicht gegeben. Die frühe Schwangerschaftswoche und die oftmals nicht ausreichende Qualität der Ultraschallsysteme in den Frauenarztpraxen (dort werden die meisten ETS durchgeführt) limitierten die Aussagekraft bezüglich Fehlbildungen beträchtlich. Heute sind gute Geräte deutlich häufiger verfügbar, und damit wird der Fetus immer häufiger dezidierter beurteilt, was dessen körperliche Entwicklung angeht. Leider existieren noch keine verbindlichen Richtlinien über den Umgang mit den verschiedenen Fragestellungen beim ETS. Insofern sollte der Frauenarzt vor der Untersuchung darüber Auskunft geben.

Da zurzeit noch die Indikation »Risikokalkulation« im Vordergrund steht, werden die Kosten der Untersuchung nicht von der Krankenkasse übernommen. Es handelt sich um eine IgeL-Leistung, deren Kosten von den Patientinnen selbst getragen werden müssen. Anders ist das, wenn der Verdacht auf eine frühe Entwicklungsstörung besteht.

Wie funktioniert das ETS?

Alle Feten weisen in der frühen Entwicklungsphase eine Flüssigkeitsansammlung im Bereich des Nackens zwischen der Haut und der Nackenmuskulatur auf (NT, Nackentransparenz oder Nackenfalte). Diese Flüssigkeit verschwindet im Lauf der vorgeburtlichen Entwicklung wieder. Wann, das ist etwas unterschiedlich, zumeist lässt sich in der 15. SSW aber keine Flüssigkeit mehr nachweisen. Kranke Kinder haben in der Regel einen dickeren Flüssigkeitssaum als gesunde Kinder. Je dicker die Flüssigkeitsschicht, desto höher ist die Wahrscheinlichkeit für das Vorliegen einer Erkrankung. Bei sehr verdickter NT ist die Wahrscheinlichkeit für eine Erkrankung sehr hoch. Es gibt jedoch auch (seltener) Feten mit verdickter NT, die gesund sind. Vermutet werden funktionelle Störungen in der Entwicklung des Herzens oder des Lymphsystems, die sich im Verlauf »auswachsen«. Leider gibt es für diese Fälle noch keine sichere, wissenschaftliche Erklärung.

Screening auf Trisomie 21?

Woher kommt die Flüssigkeit? Auch bei dieser Frage muss man eigentlich passen. Es ist nun so, dass eine dicke NT auf verschiedenste Erkrankungen hinweisen kann. Trisomie 21, andere Trisomien oder Chromosomenstörungen, Fehlbildungen z.B. am Herzen, Stoffwechselstörungen gehören auf die lange Liste der assoziierten Störungen (die Liste wird seit Einführung der NT-Messung immer länger). Die NT-Messung wird fälschlicherweise aber oft als Synonym für ein Screening auf das Vorliegen der Trisomie 21 benutzt, weil es diese Erkrankung ist, die in den meisten Fällen hinter einem auffälligen Befund steckt. Verglichen mit den anderen Erkrankungen auf der Liste, ist die Trisomie 21 eine relativ häufige Erkrankung.

Zeitfenster für die NT

Weil die NT sonografisch lediglich in der frühen Phase der Schwangerschaft nachweisbar ist, wurde die Untersuchung mit anschließender Risikoberechnung für ein bestimmtes Alter des Fetus validiert. Nur zwischen der 11. und 14. SSW kann die Risikoberechnung durchgeführt werden. Dies entspricht dem Zeitraum, in dem der Fetus 45–86 mm lang ist (vom Kopf bis zum Steiß gemessen). Danach und auch davor kann es zwar eine messbare NT geben, diese kann aber statistisch nicht ausgewertet werden. Natürlich wird ein Fetus mit verdickter Nackentransparenz in der 10. SSW oder der 15. SSW als »auffällig«

klassifiziert. Dies berührt jedoch lediglich die Risikokalkulation, die dann nicht durchgeführt werden kann, nicht aber das sonstige Prozedere.

Wie wird ein Risiko berechnet?

Die gängige Philosophie bei der Risikokalkulation setzt nun gewisse Dinge in Bezug zueinander und errechnet daraus das spezifische Risiko für ein Kind. Meistens wird das Alter der Mutter mit dem des Kindes in Schwangerschaftswochen und der Dicke der NT in Zusammenhang gebracht. Es gibt jedoch auch Kalkulationsprogramme, die das Alter der Mutter nicht berücksichtigen. Einige Programme beziehen zusätzliche Parameter in die Kalkulation ein (Gewicht, ethnische Herkunft, Nikotin Abusus, bestimmte Auffälligkeiten am Blutfluss des Kindes, Nasenbein, Gesichtswinkel etc.), andere nicht. Was im Einzelfall ein bestimmter Parameter an der Risikoberechnung ausmacht und ob er eine echte Relevanz hat, ist umstritten. Die verschiedenen Berechnungen selbst sind auch für den Untersucher teilweise nicht ganz klar nachvollziehbar, beruhen aber im Wesentlichen auf empirisch erhobenen Daten: In Reihenuntersuchungen wurden NT-Messungen und andere Messungen durchgeführt, welche mit dem Outcome (Kind bei Geburt krank oder gesund?) in ein Verhältnis gesetzt wurden. Je mehr Parameter in die Risikoberechnung einfließen, desto komplizierter sind die Rechenwege.

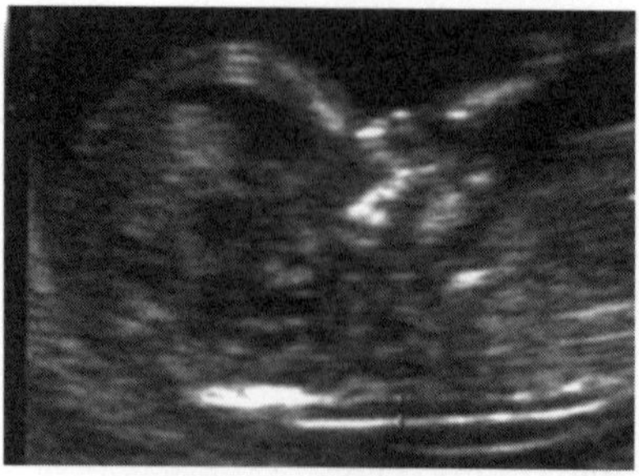

Nackentransparenz

Und wer berechnet eigentlich?

Hinter jedem Programm stehen teils namhafte Gesellschaften oder Wissenschaftler. Alle meinen, ihr Programm sei das sicherste und beste. Jedenfalls kann in der Fachliteratur immer wieder verfolgt werden, dass es lebhafte Diskussionen über die verschiedenen Kalkulationen gibt. Die Patientin selbst ahnt meist nicht, dass sie sich in einem Spannungsfeld zwischen verschiedenen Interessen und Auffassungen befindet. Um mit einem der Programme arbeiten zu können, muss sich ein Arzt zertifizieren lassen. Er muss also eine Prüfung bestehen und nachweisen, dass er die geforderten Methoden und Messtechniken beherrscht. Die Prüfung muss jährlich wiederholt werden. Nach bestandener Prüfung bekommt der Arzt das Programm zugesendet, um damit zu arbeiten.

Treffsicherheit des ETS

Generell wird die Treffsicherheit des ETS mit ca. neunzig Prozent für die Trisomie 21 angegeben. Was bedeutet, dass zehn Prozent der Trisomie 21-Kinder mit dem ETS nicht erkannt werden. Auf der anderen Seite wird eine unbekannte Anzahl gesunder Kinder als auffällig erachtet. Für diese stellt sich die Frage nach weiterer Diagnostik, insbesondere nach genetischer Untersuchung. Mit dem ETS können also viele Feten mit einem Down-Syndrom frühzeitig erkannt werden. Da dies der Wunsch der Schwangeren ist und es so viele davon gibt, muss die Methode flächendeckend zur Verfügung stehen. Dies bedarf einer guten Organisation und einer Vielzahl von entsprechend zertifizierten Frauenärzten.

Fehlerquellen

Die Diskussion um die Qualität der Messung wird seit Jahren sehr rege geführt. Und tatsächlich können Defizite in der Untersuchungsqualität ein Problem darstellen. Der Fetus ist lediglich fünf bis acht Zentimeter lang, und man misst Flüssigkeit in einer Dicke von manchmal unter einem Millimeter. Ultraschall-Messungen in einem derart kleinen Bereich unterliegen vielfältigen Fehlerquellen. Von der Exaktheit hängt jedoch die Risikoberechnung ab, denn kleine Abweichungen führen zu erheblichen Risikosprüngen. Für die Messung der Nackentransparenz ist es erforderlich, den Fetus in einer genau definierten Position und in korrekter Einstellung auf den Monitor zu bannen. Manchmal dauert es allerdings sehr lange, bis sich das Kind dazu entschließt mitzuspielen. In seltenen Fällen benötigt man für die korrekte Messung mehr als dreißig Minuten. Wenn man während der Untersuchung auch andere Dinge am Kind untersuchen möchte, hat man in der Regel auch die Zeit, bis die Gelegenheit zum »Schuss« kommt. Es ist aber denkbar, dass der allgegenwärtige Zeitdruck oder auch eine schlechtere Geräteausstattung und andere Faktoren ab und an zu einer nicht optimalen Messung führen.

Messprobleme

Schallbedingungen sind in diesem Zusammenhang ein sehr wichtiges Thema. Die Eihaut (das ist beim Hühnerei das Häutchen zwischen dem Eiweiß und der Schale) kann in der frühen Schwangerschaft mit der Haut des Fetus verwechselt werden. Es kann daher vorkommen, dass fälschlicherweise nicht die Dicke zwischen Nackenmuskulatur und Haut (NT), sondern zwischen Nackenmuskulatur und Eihaut gemessen wird. Eine weitere Fehlerquelle beim ETS birgt die Messung der Kindslänge (SSL, CRL). Diese geht ebenfalls in die Kalkulation ein. Wird die Länge des Kindes falsch vermessen, erwächst ein gravierender statistischer Fehler.

Zahlen und Dimensionen

Ein weiterer interessanter Aspekt beim ETS ist das Spiel mit den Zahlen und Dimensionen. Ist ein Risiko von 1:100 hoch oder niedrig? Was ist mit einem Risiko von 1:1000? Man kann in Aufklärungsgesprächen nach einer Untersuchung immer wieder feststellen, dass Zahlen allzu leicht konsumiert werden und in die Irre führen können. Viele sind es scheinbar nicht gewohnt, in den bei der Berechnung angegebenen Relationen zu denken. Anders ist es mit prozentualen Angaben, damit können viele offensichtlich eindeutig mehr anfangen.

Wenn man angibt: »Das Risiko für das Vorliegen einer Trisomie 21 beim Kind beträgt 1:64«, sind werdende Eltern häufig bestürzt. Sagt man jedoch: »Das Risiko für das Vorliegen der Erkrankung beträgt 1,563 Prozent, 98,4 Prozent der Kinder sind also gesund«, dann führt dies sehr häufig zu einer Entspannung der Sorgenfalten.

Laborparameter

Ein Traum in der Medizin ist es, durch Blutuntersuchung bestimmte Erkrankungen zu diagnostizieren oder auszuschließen. Entzündungsparameter, Tumormarker etc. werden immer wieder neu »erfunden« und heiß diskutiert. Bisher hat sich fast immer eine bescheidene Aussagekraft herausgestellt. Beim ETS gibt es auch Laborparameter (die sogenannte Biochemie), welche die

Genauigkeit der Untersuchung und damit die Aussagekraft erhöhen sollen. Diese Laborparameter stellen also auch »Marker« dar. Es handelt sich um Eiweißkörper, die im Blut der Mutter (nicht im Blut des Fetus!) bestimmt und in die Risikokalkulation einbezogen werden. Es erhöht oder erniedrigt sich also das durch NT-Messung ermittelte Risiko. Laut der einschlägigen Studien erhöht sich die Voraussagekraft des ETS um ca. einen bis zwei Prozentpunkte für die jeweilig relevanten Chromosomenstörungen. Die simultane Bestimmung der Laborparameter wird beim ETS zumeist zusätzlich angeboten.

Probleme bei den Laborparametern

Wie so oft, gibt es aber auch hier Probleme: Nicht selten kommt es vor, dass die NT sehr schmal ist, folglich ein niedriges Risiko besteht, die Laborparameter aber »schlecht« sind und sich infolge dessen das Risiko wieder erhöht. Die relevanten Laborparameter unterliegen offenbar relativ großen, individuellen Schwankungen und Spannweiten. Die bestimmten Bluteiweiße sind nicht spezifisch, sondern kommen in der Schwangerschaft und teils auch im nichtschwangeren Zustand im Blut vor. Große intraindividuelle Unterschiede sind möglich. Auch Grunderkrankungen, die mit der Schwangerschaft nichts zu tun haben, können die Werte verändern. Selbst äußere Einflüsse können den momentanen Wert bei Blutabnahme beeinflussen, z. B. Rauchen.

Einheit Mutter Kind?

Schon im Ansatz stellen sich Zweifel ein, wenn man bedenkt, dass man eine mütterliche Blutuntersuchung durchführt, das Ergebnis aber auf eine andere Person, nämlich das Kind, bezieht. Das Argument, Mutter und Kind bildeten eine Einheit und beeinflussten sich gegenseitig, zählt nur bedingt. Was ist, wenn lediglich die Laborwerte das Risiko hochrechnen, die NT aber schmal ist? Man sieht sich das Kind natürlich genauestens an und gibt eine Einschätzung. An den Untersuchungsergebnissen aus dem Labor kommt man schon aus rechtlicher Sicht nicht vorbei. Als viel schlimmer kann man aber die Tatsache empfinden, dass eine Schwangere oder ein Paar bereits sehr beunruhigt wurde.

Mögliches Dilemma

Es kommt vor, dass in solchen Fällen tatsächlich weitere sonografische Auffälligkeiten gefunden werden. Diese erhärten dann den gestellten Verdacht. In einem solchen Fall wird man eine Fruchtwasseruntersuchung empfehlen müssen, nachdem man den Wunsch oder die Ablehnung der Schwangeren bezüglich einer weiteren Abklärung durch genetische Untersuchung eruiert hat. In den Fällen mit geringer NT-Dicke und normalem Kind, aber »pathologischen« Laborwerten befindet man sich in einem Dilemma. Die NT ist ein »harter Marker«, soll heißen: Wenn die NT verdickt ist, verbirgt sich dahinter sehr wahrscheinlich eine ernst zu nehmende Erkrankung. Die Laborwerte aber sind ein eher »weicher Marker«, soll heißen: Sind die Laborwerte auffällig, hat dies eine deutlich geringere Aussagekraft. Leider gibt es keine Statistik, welche Auskunft gibt über die tatsächliche Häufigkeit von Chromosomenstörungen in solchen Fällen. Allerdings gilt auch hier die Statistik, dass es bei 1,5 bis 2

Prozent der invasiven genetischen Untersuchungen (Fruchtwasseruntersuchungen) zu ernsten Komplikationen kommt.

Zweifelhafte Statistik

Ein weiterer Aspekt kommt hinzu: Wenn man davon ausgeht, dass die NT-basierte Statistik mit Vorsicht zu genießen ist, dann ist es die NT-Labor-basierte Statistik umso mehr. Warum soll man also eine zweifelhafte Statistik durch eine noch zweifelhaftere Statistik ersetzen, nur um sehr wenige Fälle der tatsächlich dadurch mehr diagnostizierten Fälle von Trisomie 21 zu rechtfertigen? Im Gegenzug hat man aber eine Vielzahl der Patientinnen mit gesundem Kind in den mentalen Abgrund gestürzt, im schlimmsten Falle sogar riskant operiert. Die zusätzliche Bestimmung der Laborwerte kostet Geld, welches die Schwangere bezahlen muss. Leider ist das ETS ja keine Kassenleistung. Die Kosten für die Laborleistung belaufen sich derzeit auf um die 40 Euro.

Facettenreiche Problematik

Bereits der primäre Zweck des ETS, nämlich die Suche nach der Trisomie 21, sollte kritisch reflektiert werden. Ein Screening auf Brustkrebs beispielsweise ist grundsätzlich sinnvoll. Dessen Zweck, die Senkung der krankheitsbezogenen Sterblichkeit, erscheint eingängig. Ist das aber bei der Trisomie 21 gleichfalls so? Ist es notwendig und legitim, jeder Schwangeren die Suche nach der Trisomie 21 zu empfehlen? Natürlich sind die Ängste der werdenden Eltern begründet und nachvollziehbar. Es ist für die meisten schwer, damit umzugehen, dass das eigene Kind geistig und/oder körperlich behindert sein könnte. Je tiefer man in die Thematik eintaucht und mit Menschen mit einem Down-Syndrom Kontakt bekommt, desto mehr Facetten der psychischen und gesellschaftlichen Problematik bei Eltern und Kind lernt man kennen. Die Erkrankung wird einerseits insbesondere von Interessenverbänden und Betroffenen als leichtere Störung mit enormem Förderpotenzial charakterisiert. Dem steht die Auffassung von anderen entgegen, dass eine geistige und/oder körperliche Behinderung zu gravierenden Problemen für Familien und die Kinder selbst führt. Viele betroffene Schwangere führen Ängste für die Zukunft an. Sie fragen sich, was aus ihrem Kind werden soll, wenn sie selbst nicht mehr für es sorgen können. Auf der Grundlage dieser Betrachtungen besteht keineswegs ein Konsens bezüglich des Sinns eines generellen Screenings.

Entscheidung bei den Eltern

Aus diesem Grund muss jede Schwangere für sich selbst entscheiden, welche Bedeutung die Erkrankung des Kindes für sie selbst hat und ob sie die Untersuchung wünscht. Niemand hat das Recht, diese Entscheidung zu kritisieren, egal, wie sie ausfällt. Allerdings: Jede Entscheidung muss absolut gefestigt sein. Panikreaktionen oder Entscheidungen auf Druck von außen (Familie, Vater des Kindes, Freunde) sollten unbedingt vermieden werden.

Die Frage nach der Konsequenz

Bevor eine Untersuchung durchgeführt wird, muss zunächst auch noch die Frage nach der Konsequenz überdacht werden. Ist ein Schwangerschaftsabbruch im Falle einer Trisomie 21 undenkbar und hat das Kind einen gesicherten Platz in der Familie? Kommt für eine Frau ein Schwangerschaftsabbruch wegen einer Trisomie 21 in Frage? Im ersten Fall könnte sich eine dezidierte sonografische Untersuchung in der Frühschwangerschaft erübrigen, denn die statistische Berechnung einer Wahrscheinlichkeit führt zu nichts. Ein Organscreening in der 20. SSW zum Ausschluss von Fehlbildungen und Geburtsrisiken wäre dann möglicherweise indiziert. Aber auch im zweiten Fall wäre das ETS nur bedingt tauglich, denn es kann keine absolute Sicherheit schaffen. Diese Sicherheit bietet lediglich eine genetische Untersuchung. Wir sehen also, dass das ETS im Sinne eines Screenings auf Down-Syndrom sehr umstritten ist.

Lediglich Statistik

Grundsätzlich können wir durch das ETS die brennende Frage nach der Gesundheit des Kindes nicht definitiv beantworten. Dies gilt aber für alle Ultraschalluntersuchungen in der Schwangerschaft. Allerdings kann auch eine genetische Untersuchung weder alle Fragen beantworten noch absolute Sicherheit bieten. Die Trisomien und andere numerische Chromosomenstörungen können zwar mit sehr hoher Genauigkeit festgestellt werden, jedoch nicht immer. Man muss sich also darüber im Klaren sein, dass das Ersttrimesterscreening lediglich eine statistische Beurteilung des Kindes darstellt. Und dass dieser Statistik nur sehr bedingt zu trauen ist. Die Entscheidung und die Sorge über den Verlauf der Schwangerschaft und den Gesundheitszustand des Kindes kann kein Arzt den werdenden Eltern abnehmen.

Lassen Sie sich ausgiebig beraten! Informieren Sie sich bei Selbsthilfegruppen, bei Beratungsstellen, in Internet-Foren, bei Freunden und Bekannten. Hören Sie in Ihr Herz! Fragen Sie sich, wie viel Krankheit Sie tragen können. Wenn Sie sagen, dass ein Kind mit einer Trisomie für Sie in keinem Fall vorstellbar ist, werden Sie sich einer Fruchtwasseruntersuchung mit ihren Risiken unterziehen müssen. Dann haben Sie die maximal mögliche Sicherheit – diesbezüglich. Und selbst nach dem Erhalt eines gefürchteten, genetischen Befundes haben Sie noch immer genügend Zeit, Ihren Weg zu finden. Würden Sie aber wegen einer Trisomie 21 tatsächlich einen Schwangerschaftsabbruch erwägen? Wenn nein, dann sollten Sie eine Amniozentese möglichst vermeiden. Warum dann ein Risiko eingehen?

Zunächst hat der Triple-Test und heute das ETS dazu geführt, dass immer mehr Kinder mit einer Trisomie 21 pränatal diagnostiziert werden. Die meisten Schwangeren, wir schätzen, dass es achtzig bis neunzig Prozent sind, entscheiden sich nach der Diagnose für einen Abbruch. In unserer Gesellschaft werden jedenfalls immer weniger Kinder mit einer Trisomie 21 oder anderen Behinderungen geboren. Dies ist in Deutschland rechtlich möglich, und wir meinen, dass es auch moralisch legitim ist. Die Entscheidung zum Schwangerschaftsabbruch muss aber sehr gut reflektiert werden. Vor der Entscheidung muss viel Aufklärungsarbeit geleistet werden.

Wie gefährlich ist eine Fruchtwasseruntersuchung?

Invasive Diagnostik

Unter dem Begriff der invasiven Diagnostik subsumiert man alle Untersuchungen, die irgendwie mit dem Gebrauch einer Nadel zusammenhängen: Fruchtwasserentnahmen, Entnahme von Plazentagewebe oder fetalem Blut, Entnahme von Gewebe des Kindes oder dessen Körperflüssigkeiten und auch fetale Narkosen. Der Zweck der Untersuchung kann dabei sehr unterschiedlich sein. In der Phase der Frühschwangerschaft dient die Untersuchung zumeist der Analyse der Chromosomen und nennt sich Amniozentese oder Chorionzottenbiopsie

Amniozentese

Im Fruchtwasser schwimmen die Zellen des Kindes herum. Sie stammen aus dem Harntrakt des Kindes oder sind an der Haut abgeschilfert. Durch die Entnahme des »Wassers« erwischt man auch immer Zellen des Kindes, die dann genetisch im Labor untersucht werden können. Für eine aussagekräftige Untersuchung mit Endbefund ergattert man aber zu wenige Zellen, sodass diese vor der Auswertung in einer Kultur vermehrt werden müssen. Deshalb dauert es etwa zehn bis vierzehn Tage bis zum Vorliegen eines Endergebnisses.

Der FISH-Test

Es gibt die Möglichkeit von »Schnelltests«, die ein erstes Ergebnis innerhalb von 24 Stunden liefern können. Einer davon nennt sich FISH-Test und funktioniert mittels Gensonden. Dabei werden wenige Zellen des Kindes mit einem »Farbstoff« versehen, der dann im zweiten Schritt durch chemische Reaktion sichtbar gemacht werden kann. Allerdings kann so nur die bloße Anwesenheit des Chromosoms und dessen Anzahl routinemäßig erkannt werden, nicht aber die Struktur. Außerdem werden nur die »wichtigsten« Chromosomen untersucht. Das sind die Chromosomen 13/18/21 und die Geschlechtschromosomen.

Ein weiterer Schnelltest nennt sich PCR (Polymerase Kettenreaktion). Dabei werden durch Enzyme die Anzahl der Gene und Chromosomen im Reagenzglas vervielfältigt, sodass diese nicht langwierig in der Zellkultur vermehrt werden müssen. Vorteil: Das Ergebnis ist für die untersuchten Parameter noch sicherer als der FISH-Test. Ansonsten gelten aber die gleichen Einschränkungen wie bei diesem. Außerdem ist das Verfahren deutlich teurer und kommt deshalb oft nicht für die Routine in Betracht.

Wie funktioniert Fruchtwasserentnahme?

Da man lediglich Flüssigkeit entnimmt, kann die Punktionsnadel bei der Fruchtwasserentnahme sehr dünn sein. Je dünner die Nadel, desto weniger Komplikationen und auch weniger Schmerz. Allerdings ist mit etwas Schmerz und Kreislaufreaktion zu rechnen. Vor allem, wenn die Wand der Gebärmutter durchstochen wird. Der Schmerz ist aber erträglich. Betäuben kann man kaum, und wenn, dann nur die Haut und nicht die Gebärmutter selbst. Die eigentliche Punktionsnadel ist jedoch in der Regel dünner als die Nadel, mit der die Haut betäubt werden kann. Insofern macht Betäubung wenig Sinn. Die Punktionsnadel kann man im Ultraschall gut sehen und deren Position und den Verlauf verfolgen. Man weiß also immer, wo sich der Fetus befindet und wo die Nadel. Die Verletzungsgefahr für das Kind ist somit äußerst gering. Es werden ca. 10 ml Fruchtwasser entnommen, was ungefähr 60 Sekunden dauert. Anschließend wird die Nadel sofort entfernt. Nach der Untersuchung sollte die Schwangere etwa 30 Minuten liegen. Falls es zu Komplikationen kommt, treten diese zumeist innerhalb der ersten 24 Stunden auf. Deshalb muss sich die Patientin nach jeder Punktion einen Tag komplett zu Hause schonen und am Folgetag ebenfalls in ihrer körperlichen Tätigkeit einschränken. Der Frauenarzt/die Frauenärztin wird am Tage nach der Punktion eine Kontrolle durchführen und, falls sie berufstätig ist, eine Krankmeldung ausstellen. Die entnommene Fruchtwassermenge füllt sich sehr schnell wieder auf.

Risiko Blasensprung

Die Hauptgefahr bei der Amniozentese ist die Verursachung eines Blasensprungs, was heißt, dass durch das entstandene Loch in der Eihaut das Fruchtwasser entweichen kann. Dies kann einerseits dazu führen, dass nichts mehr vom Fruchtwasser da ist und das Kind auf längere Dauer geschädigt wird. Das Fehlen von Fruchtwasser über einen langen Zeitraum kann eine bleibende Schädigung der fetalen Lungen bewirken. Außerdem kann es Versteifungen der Gelenke des Kindes verursachen, weil dessen Bewegungen nur sehr eingeschränkt möglich sind. Andererseits kann ein vorzeitiger Blasensprung zu einer Entzündung der Fruchthöhle mit Übergreifen auf das Kind oder zu einer vorzeitigen Wehentätigkeit mit der Gefahr einer Fehlgeburt führen. Im allerschlimmsten Falle könnten wir ein völlig gesundes Kind verlieren. Sollte es aber zu einem Blasensprung kommen, gibt es eine ca. 75-prozentige Chance, dass sich das Loch im Verlauf von manchmal Wochen wieder verschließt, die Fruchtwassermenge sich auffüllt und die Schwangerschaft ganz normal weitergeht. Allerdings ist das immer mit einem längeren stationären Aufenthalt verbunden.

Zeitpunkt entscheidend

Neben der Indikationsstellung zur Untersuchung ist der Zeitpunkt der Untersuchung entscheidend. Niemals zu früh! Am besten erst nach der 15. SSW, denn nun liegt die Eihaut der Gebärmutter an und verklebt, und die Wahrscheinlichkeit eines Blasensprungs ist sehr viel geringer. Wenn das Kind völlig normal aussieht und kein gravierender Verdacht besteht, sollte die Untersuchung erst ab der 16. SSW erfolgen. Anders bei hochgradigem Verdacht auf eine Fehlbildung oder bei positivem Markerscreening. In diesem Fall kann es sinnvoll sein, die Untersuchung früher durchzuführen und damit auch ein höheres Risiko einzugehen. Dies hängt damit zusammen, dass ein möglicherweise gewünschter Schwangerschaftsabbruch umso schwieriger ist, je später dieser durchgeführt wird. In manchen Fällen ist es wichtig, die Art der Untersuchung zu ändern. In früheren Wochen ist in der Regel eine Chorionzottenbiopsie besser.

Chorionzottenbiopsie

Bei der Chorionzottenbiopsie wird Gewebe aus der Plazenta entnommen, kein Fruchtwasser. Neben mütterlichen besteht die Plazenta auch aus kindlichen Anteilen, sodass das entsprechende Erbgut untersucht werden kann. Weil Gewebe entnommen wird, muss die Nadel entsprechend dicker sein, was dazu führt, dass der Schmerz deutlich größer ist, jedoch dauert die Untersuchung weniger lang. Früher hat man die Biopsie meist mithilfe eines Katheters durch den Muttermund durchgeführt, heute wird von der Bauchdecke aus unter Ultraschallsicht punktiert. In der Regel führen nur erfahrene Untersucher die Punktion durch. Man wird möglichst nicht durch die Eihaut (Amnion) stechen, damit besteht ein geringeres Risiko für einen Blasensprung, und die Untersuchung kann frühzeitiger durchgeführt werden. Es bestehen aber andere Risiken wie Blutung und Komplikationen am Mutterkuchen oder Verletzung von mütterlichen Organen, beispielsweise dem Darm. Um auszuschließen, dass das falsche Erbgut untersucht wird (nämlich das der Mutter), sollte immer simultan das Erbgut der Mutter aus deren Blut analysiert und mit der Probe aus der Plazenta verglichen werden.

Ablauf der Chorionzottenbiopsie

Durch Ultraschall gesteuert wird die Nadel über die Bauchdecke in die Plazenta eingeführt. Es gilt nun, Gewebe aus der Plazenta abzuschilfern.

Dies tut man, indem man die Nadel häufiger und recht schnell hin und her bewegt. Es löst sich Gewebe, welches durch die dickere Nadel in ein Nährmedium in einer Spritze überführt wird. Die Humangenetiker sollten möglichst anwesend sein, um die Probenauswertung sofort beginnen zu können. Theoretisch kann die Probe schnell mittels Mikroskopie ausgewertet werden (ca. 24 Stunden), weil ausreichend Zellen vorhanden sind. Manchmal klagen die Genetiker aber über die schlechtere Qualität der Zellen, sodass sie lieber eine PCR (s. o.) durchführen. Dennoch kommt das erste Ergebnis in der Regel sehr viel schneller als bei der Amniozentese und ist auch sehr sicher. Eine Langzeitkultur wird, wie bei der Amniozentese, immer angelegt. Bei der Chorionzottenbiopsie kann der bei der Amniozentese üblicherweise bestimmte Zusatzmarker für Spaltbildungen (AFP) nicht ermittelt werden. Das ist aber nicht so schlimm, weil das AFP in der Regel kein wichtiger Marker ist. Schließlich werden Spaltbildungen (offener Rücken etc.) viel eher sonografisch gesehen.

Risiko

Laut neuerer Studien ist das Risiko der Chorionzottenbiopsie nur etwas höher als das der Amniozentese. Letztere wird dennoch sehr viel häufiger durchgeführt, wahrscheinlich weil sie einfacher und schmerzloser ist. Liegt die Plazenta an ungünstiger Stelle, z. B. an der hinteren Gebärmutterwand, kann es sehr schwierig oder gar unmöglich sein, eine Probe zu entnehmen. Es gibt dann die Möglichkeit des Abwartens, weil sich die Verhältnisse im Laufe der Schwangerschaft ändern, oder der Inkaufnahme eines höheren Risikos.

Blutabnahme beim Kind

Die Zellen im Blut des Kindes können genetisch untersucht werden. Es ist aber nicht so einfach, dem Kind Blut abzunehmen. Hierfür sticht man in der Regel in die Nabelschnur und nimmt wenig Blut ab. Die Prozedur ist ab der 18. SSW machbar und prinzipiell etwas riskanter und schwieriger als eine Amniozentese. Das Ziel der Punktion, nämlich die Nabelschnurvene, ist nur wenige Millimeter dick und flotiert frei in der Fruchthöhle. Die Punktion wird weniger zwecks einer reinen genetischen Untersuchung durchgeführt, wohl aber bei anderen Fragestellungen. Wenn sowieso Blut abgenommen werden muss, besteht auch die Möglichkeit, simultan das Erbgut zu untersuchen. Die Genetiker freuen sich in der Regel über die gute Qualität der Zellen und liefern schnell ein zuverlässiges Ergebnis.

Vorsichtiger Einsatz

Im Allgemeinen kann man sagen, dass sich genetische Untersuchungen bewährt haben und sinnvoll sein können. Niemals sollten sie aber unreflektiert erfolgen. Zu groß ist die Gefahr für die Schwangerschaft, zu viele Fragen müssen zunächst erörtert werden. Insbesondere auch die Frage nach dem Zweck und der Konsequenz. In den letzten Jahren ist nach Fokussierung der Aufklärung die Untersuchungsfrequenz erheblich gesunken. Dies ist auch ein Erfolg der Ultraschalluntersuchung. Viele Frauen und Paare entscheiden sich nach unauffälliger Ultraschalluntersuchung und nach eingehender Beratung heute gegen eine invasive Diagnostik. Es gibt allerdings auch viele invasive Untersuchungen, die auf der Basis von unbegründeten Befunden oder fraglichen Erscheinungen im Ultraschall durchgeführt werden. Ein Mehr an sonografischer Diagnostik und Aufklärung kann immer auch unvorhergesehene Fragen aufwerfen und führt nicht immer zu mehr Sicherheit.

Deuten Missbildungen auf genetische Schäden?

Organultraschall um die 20. Schwangerschaftswoche

Wann können die Organe untersucht werden?

Um die 20. SSW findet man die optimalen Bedingungen, um die Organe des Kindes anzusehen. Sie sind jetzt in der Regel alle vorhanden und schon so groß, dass sie ausreichend beurteilt werden können. Außerdem sind die knöchernen Strukturen des Kindes noch nicht so hart, sodass der Schall sehr gut durch das Gewebe dringen kann. Die Fruchtwassermenge ist meist ausreichend, was ebenfalls wichtig für die Beurteilbarkeit ist. Später nimmt die Menge des Fruchtwassers wieder ab, die Schallbedingungen werden damit deutlich schlechter.

Umfassender Körperscan

Nach fester Routine wird das Kind vom Kopf bis zum Fuß genau unter die Lupe genommen. Unzählige Maße werden bestimmt und meist in spezielle Computerprogramme zur Auswertung eingegeben. Für fast alle Körperstrukturen existieren Richt- und Normwerte, und zwar für jedes Schwangerschaftsalter. Möglicherweise werden die Daten mit denen aus vorherigen Untersuchungen verglichen. Im Ultraschall versucht man auch die Körperfunktionen indirekt zu beurteilen. Blutflussmessungen ergänzen das Ganze, auch bei der Mutter. Doch nicht nur der Fetus wird dezidiert beurteilt, sondern auch die relevanten Organstrukturen der Mutter.

Ganzheitliche Untersuchung

Durch eine eingehende Befragung nach der Familiengeschichte, eventuellen Vorerkrankungen, anderen Schwangerschaften und deren Ausgängen, Blutgruppenunverträglichkeiten, Medikamenteneinnahmen, Infektionen oder bisherigen Vorkommnissen in der Schwangerschaft lassen sich eventuelle Risiken ableiten, die gezielt abgeklärt werden. Die Darstellung beispielsweise der mütterlichen Nieren, der Gebärmutterdurchblutung, der Leber oder anderer Organe kann auf Erkrankungen hinweisen, die mit der Schwangerschaft zusammenhängen. Durch die Messung des Muttermundes kann eine Frühgeburtsbestrebung erkannt werden. Mögliche Hinweise oder Risiken für das Vorliegen eines Schwangerschaftsdiabetes werden eruiert. Geburtshilfliche Risiken auf der Seite der Mutter werden früh erkannt und können entsprechend diskutiert werden. Insgesamt handelt es sich beim Organscreening nicht nur um eine auf das Kind ausgerichtete Diagnostik, sondern vielmehr um eine die Schwangerschaft betreffende, ganzheitliche Untersuchung. Bei bestimmten Risikokonstellationen könnte die Einordnung der Schwangerschaft in eine »Risikoschwangerschaft« notwendig werden. Dies bedingte dann entsprechende engmaschigere Kontrollen oder spezielle Therapien.

Sinn des Fehlbildungsultraschalls

Beim Fehlbildungsultraschall werden manchmal, jedoch insgesamt selten, auch Fehlbildungen oder andere Störungen festgestellt. Es ist dann immer sehr schwierig, den Eltern sagen zu müssen, dass bei ihrem Kind oder der werdenden

Mutter etwas nicht stimmt. Das Feststellen einer körperlichen Störung kann sinnvoll sein, oft genug ist dieser Sinn aber sehr zweifelhaft. Wird etwa ein Herzfehler gesehen, kann er wahrscheinlich bereits vorgeburtlich recht genau eingeschätzt werden. Die Prognose und Bedeutung für das Kind kann besprochen werden, um so eventuell durch Planung der Geburt und Wahl des Geburtsortes dafür zu sorgen, dass der Start ins Leben optimal gestaltet wird. Bei allen Fehlbildungen, die eines solchen Managements bedürfen und vital bedrohlich sind, ist das angebracht (Offener Rücken, Engstellen im Darm etc.). In solchen Fällen kann eine frühe Diagnose lebensrettend sein. Einige lebensbedrohliche Fehlbildungen können nur bei sehr dezidierter Untersuchung entdeckt werden.

Unnötige Beunruhigung

Jedoch nicht alle diagnostizierten isolierten Fehlbildungen ohne Chromosomenstörung bedürfen dieses speziellen Geburtsmanagements. So hat es keine Konsequenz für die Geburt selbst, ob ein Kind einen Finger zu viel hat. Auch eine Fußfehlstellung oder etwa eine Lippenspalte sind ohne Folge für die Geburtsplanung. Diese Dinge können in Ruhe nach der Geburt geregelt werden. Es ist jedoch sehr wohl aus anderen Gründen bedeutsam für eine Schwangere, ob eine derartige »leichte« Störung in der Entwicklung pränatal diagnostiziert wird. Dann nämlich ist mit einer weiteren Diagnostik oder zumindest mit dem Rat dazu zu rechnen, was wiederum zu einer – oft unnötigen – Beunruhigung der Mutter führt.

Wird beim Organscreening eine Störung festgestellt, ist häufig noch lange nicht geklärt, ob diese Störung isoliert besteht oder gar auf dem Boden einer »tieferliegenden«, z. B. genetischen Erkrankung. Prinzipiell kann dies so sein, weil Kinder mit Chromosomenstörungen häufiger auch Fehlbildungen haben. Ein Klumpfüßchen kann eine sehr leicht zu behandelnde Fehlstellung mit exzellenter Prognose sein, steckt hinter einem Klumpfuß aber eine Chromosomenstörung, sieht die Situation ernster aus. Wie viele Kinder mit Klumpfuß haben aber eine Chromosomenstörung? Das wiederum sind nur sehr wenige. Dennoch steht das Problem im Raum und verunsichert sehr. Also doch eine Amniozentese? Jetzt ist die Schwangerschaft aber schon so weit vorangeschritten. Kann man noch über einen Abbruch reden? Welche Konsequenz hat das alles noch? Diese Fragen stellen sich bei fast allen Fehlbildungen. Darüber hinaus gibt es in der weiteren Schwangerschaft zusätzliche Marker für Chromosomenstörungen, welche noch nicht für die Frühschwangerschaft gegolten haben.

Ein relativ zu kurzer Oberschenkelknochen beispielsweise stellt zwar keine sichtbare und relevante Fehlbildung dar, impliziert aber ein erhöhtes Risiko für die Trisomie 21. Ein fetaler Nierenstau tut das Gleiche, wenngleich gerade bei gesunden Jungs dieser sehr häufig vorkommt und sich zumeist nach der Geburt »auswächst«. Ein kleines Loch in der Herzscheidewand ist meist nicht bedeutsam und verschließt sich im

Laufe der ersten Lebensjahre von selbst, kann aber auch als körperliches Korrelat für eine Chromosomenstörung stehen. Selbst eine nicht normale Nabelschnuranatomie oder eine Plazentastörung, also Dinge, die mit dem Kind nicht direkt etwas zu tun haben, können »übel aufstoßen«.

Die Markerdiagnostik kann sehr viel Unsicherheit schaffen, obwohl die Untersuchung grundsätzlich entwickelt wurde, um das Gegenteil davon zu erreichen: nämlich Sicherheit und Gewissheit.

Nötiges Aufklärungsgespräch

Wie immer kommt es auch bei dieser Untersuchung maßgeblich auf die Erfahrung und Kompetenz des Untersuchers an. Was kann der raten? Ist der Marker denn im speziellen Fall wirklich als Marker einzuschätzen? Hier gibt es nämlich tatsächlich einen gewissen Beurteilungsspielraum. Aber leider sind die Beurteilungskriterien nicht fest definiert, weshalb die Einschätzung von der persönlichen Einstellung des Untersuchenden abhängt. Mit der Entwicklung besserer Ultraschallgeräte und vor dem Hintergrund der aktuellen Rechtsprechung haben die Untersucher nicht nur einen klareren Blick bekommen, sondern auch eine kritischere Einstellung. Es kommt nicht selten vor, dass ein Arzt am Kind etwas auszusetzen hat. Aus diesem Grunde ist auch eine derartige Diagnostik nur vordergrün-

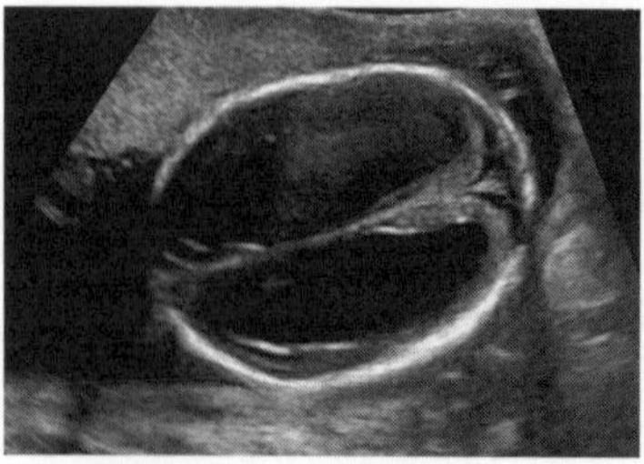

Ein Kind mit Hydrozephalus (Wasserköpfchen)

dig »Spaß«. Man kann ganz schön in die Falle tappen und kommt unter Umständen nicht mehr so leicht heraus. Das gilt vor allem für die Schwangere, aber auch für den durchführenden Mediziner. Vor diesem Hintergrund wurde ein entsprechendes Aufklärungsgespräch schon vor der Durchführung gefordert und etabliert. Erst wenn man sich der Problematik und Tragweite der Untersuchung bewusst ist, kann man entscheiden, ob man das denn wirklich auch will.

Was wird gesehen?

Ein weiterer Punkt ist, dass auch bei dieser Untersuchung längst nicht alles gesehen werden kann. Zwar werden Organe in ihrer Morphologie beurteilt. Was ist aber mit deren Funktion? Viele leichtere Störungen werden schlicht übersehen, weil sie sich nicht zeigen und darstellen lassen. Es gibt Störungen, die um die 20. SSW noch nicht sichtbar sind, ggf. aber später. Insofern kann ein Kind völlig normal aussehen, in der 30. SSW jedoch deutliche Auffälligkeiten haben und in Wirklichkeit gravierend krank sein. Es gibt Kinder, deren schwere Erkrankung erst nach Jahren der zunächst normalen Entwicklung sichtbar wird. Insofern gilt wie immer beim Ultraschall: Keine Garantie!

Medizinische Netzwerke

Beim Erstgespräch können die Eltern häufig die ärztliche Sicht der Problematik nicht in Gänze überschauen. Es besteht meist eine deutliche Überforderung. Aus diesem Grund werden Folgetermine zum erneuten Gespräch oder zur erneuten Untersuchung vereinbart. Große pränatalmedizinische Schwerpunktpraxen haben meist Kooperationspartner in entsprechenden Entbindungskliniken. Es gibt hier gut etablierte Netze. Deshalb kann man davon ausgehen, dass eine Schwangere im Fall der Fälle sofort von einem Team ärztlicher und nichtärztlicher Kollegen wirksam betreut wird.

Uterinadoppler

Beim Fehlbildungsultraschall um die 20. SSW sollte immer die Durchblutung der Gebärmutter kontrolliert werden (Uterinadoppler). Durch diese Untersuchung können Schwangere mit einem Gefährdungspotenzial für spätere (schwangerschaftsbedingte) Erkrankungen herausgefiltert werden. Diese Gefahren sind vor allem: die Minderversorgung mit Nährstoffen und Sauerstoff durch eine nachlassende plazentare Funktion im späteren Verlauf der Schwangerschaft und/oder die Bluthochdruckerkrankungen in der Schwangerschaft (früher: Schwangerschaftsvergiftung und EPH-Gestose, heute: SIH und Präeklampsie). Gemessen und beurteilt werden die »Engheit« der Blutgefäße (Gefäßwiderstand) und das Flussprofil. Wenn die Blutgefäße zu »eng« sind, besteht eine prinzipielle Wahrscheinlichkeit von bis zu zwanzig Prozent für das Auftreten der oben genannten Komplikationen im weiteren Verlauf der Schwangerschaft. Pathologische Werte sollten nach zwei bis drei Wochen kontrolliert werden. Sind sie dann normal, sinkt das Risiko gegen Null, sind sie aber noch auffällig, wird die Risikoerhöhung festgeschrieben. Im letzteren Fall sollte die Schwangerschaft als »Risikoschwangerschaft« klassifiziert werden, mit der Konsequenz einer intensivierten Vorsorge. Mit Komplikationen ist aber erst in einem höheren

Schwangerschaftsalter zu rechnen. Die Feststellung eines pathologischen Uterinadopplers in der 20. SSW bedeutet niemals eine akute Gefährdung des Fetus.

Beurteilungsspielraum

Auch im Zusammenhang mit dem Uterinadoppler gibt es für den Untersucher einen Beurteilungsspielraum. Sehr zarte Schwangere haben auch zartere (engere) Blutgefäße, mehrgebärende Frauen viel weitere. Außerdem hängt der Gefäßwiderstand in der Gebärmutterarterie von der anatomischen Lage der Plazenta ab. Zudem kann der Widerstand ein- und beidseitig erhöht sein. Insofern ist die Festlegung des wirklichen Gefahrenpotenzials nicht ganz einfach. Dichtet man nun beispielsweise einer schlanken Erstgebärenden eine Gefahr an, die es gar nicht gibt, kann dies zu erheblicher unnötiger Sorge führen.

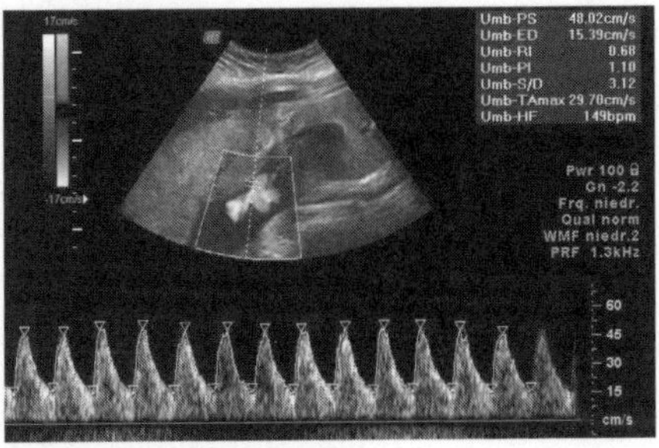

Dopplersonografie

Fazit

Die Möglichkeit der Feststellung von relevanten Störungen der Schwangerschaft oder von Fehlbildungen des Kindes ist ein Segen der heutigen Medizin. Sehr viele Kinder mit diagnostizierten Fehlbildungen können vor bleibendem Schaden bewahrt werden, indem die Geburt an richtiger Stelle, im richtigen Geburtsmodus und zum richtigen Zeitpunkt geplant und durchgeführt wird. Es ist nicht einzusehen, warum diese Untersuchung nicht grundsätzlich durchgeführt wird, sondern lediglich auf Verdacht hin oder bei entsprechender Risikoindikation. Natürlich kommen relevante Fehlbildungen insgesamt selten vor, natürlich macht die Untersuchung auch Probleme, und natürlich würde eine Reihenuntersuchung zu hohe Kosten für das Gesundheitswesen verursachen. Diese Argumente zählen aber spätestens dann nicht mehr, wenn ein erkranktes Kind wegen ausgebliebener Untersuchung unnötig zu Schaden kommt. Bedingt durch die Tatsache der ganzheitlichen Beurteilung von Familie, Mutter und Kind können beim Organscreening viele Risikoschwangerschaften erkannt und behandelt werden, die ansonsten möglicherweise durch das Netz der Vorsorge gefallen wären. Dieses trägt in hohem Maße zur Sicherheit bei. Lediglich erfahrene Untersucher sollten das Organscreening durchführen. Das ist aber durch den hohen Qualitätsstandard in Deutschland weitestgehend sichergestellt.

Kann man im Mutterleib operieren?

Intrauterine Therapien und andere Diagnoseformen

»Hindernis« Mutterleib

Verglichen mit den generell durchführbaren Diagnose- und Therapieformen beim geborenen Menschen, sind die Möglichkeiten beim Ungeborenen eher bescheiden. Ein Neugeborenes kann unmittelbar durch Kinderärzte oder andere Ärzte behandelt werden. Im Mutterleib ist das Kind für viele Behandlungsmöglichkeiten nicht zugänglich. Einige Therapie- und Diagnoseformen sind in bestimmten Phasen oder der gesamten Schwangerschaft sogar kontraindiziert oder können lediglich nach Risikoabwägung durchgeführt werden. Dies gilt beispielsweise für das Röntgen.

Juristische Bedenken

Außerdem ist der Fetus rechtlich, ethisch und moralisch derart geschützt, dass sich einige wichtige Therapien von vornherein verbieten. Medikamentöse Therapien beispielsweise könnten prinzipiell spezifisch helfen. Wer aber will sie ausprobieren, wenn nicht bekannt ist, ob diese nicht sogar zu Schädigungen führen? So steht auf den »Waschzetteln« von ca. neunzig Prozent aller Medikamente, dass die Einnahme in der Schwangerschaft nicht erlaubt sei. Sie wurden wegen des Risikos einer Schädigung nie ausprobiert. Und das wird auch noch lange so bleiben. Insbesondere wenn Medikamente in Tierversuchen nachweislich zu Erbgut- oder sonstigen

Schäden geführt haben, ist das getestete Medikament tabu. Mit den Jahren finden sich aber in der Literatur immer mehr Fallberichte von Anwendungen bestimmter Medikamente. Diese helfen, das Risiko abzuschätzen. Neue Medikamente für Erwachsene sind in aller Regel in der Schwangerschaft ebenfalls tabu. Das medizinische Wissen um die Risiken einer solchen Therapie hängt um Jahre hinterher.

Medikamentöse Therapien

Dennoch sind einige Therapien möglich, und es werden immer mehr. Gerade in den letzten Jahren gab es hervorragende Innovationen. Die ersten Behandlungsoptionen entstanden mehr aus der Not heraus zum Schutz der Mutter. Schwere Infektionen mit Gefährdung der Schwangeren werden schon lange mit antimikrobiellen Medikamenten (Antibiotika) therapiert. Dadurch erhielt man einige Erfahrung mit diesen Wirkstoffen und konnte sie bald gezielt auch für den Fetus einsetzen.

Toxoplasmose und Herzrhythmusstörungen

Die Infektionskrankheit Toxoplasmose beispielsweise ist für die Schwangere selbst nicht so gravierend, wohl aber für den Fetus, den die Erreger der Krankheit schwer schädigen können. Heute gibt es die Möglichkeit, Folgeschäden am Kind durch Toxoplasmose zu verhindern oder zu reduzieren, indem die Mutter die Medikamente einnimmt und via Plazenta an ihr Kind weiterleitet. Weitere Beispiele für Arzneimitteltherapien in der Schwangerschaft: Bedrohliche, kindliche Herzrhythmusstörungen werden schon seit vielen Jahren, wenn nötig, mit Herzmedikamenten behandelt, die die Mutter einnimmt. Hier gab es sehr große Erfolge mit zunächst einem Medikament. Mittlerweile stehen bereits mehrere Wirkstoffe zur Verfügung.

Lungenreifebehandlung und blutverdünnende Medikamente

Die sogenannte »Lungenreifebehandlung« (RDS-Prophylaxe) bei Frühgeburtsbestrebungen hat sehr große Erfolge in Hinblick auf die Vermeidung von Frühgeburtsschäden erbracht. Dabei bekommt die Mutter ein Kortisonpräparat injiziert, welches eigentlich für das Kind gedacht ist. Kortison ist ein »Stresshormon«, das die Reifungsvorgänge beim Kind erheblich beschleunigen kann. Je reifer ein zu früh geborenes Kind, desto weniger Komplikationen gibt es etwa bei der Atmung nach der Frühgeburt. Die Lungenreifebehandlung ist wegen ihrer positiven Wirkung heute so wichtig geworden, dass ein Versäumnis im Zweifelsfalle eine Rüge für den Frauenarzt von der zuständigen Qualitätssicherungsstelle für die Überwachung von Geburtsverläufen nach sich zieht. Auch die Gabe von blutverdünnenden Medikamenten an die Mutter ist eine Form der intrauterinen Therapie. Sie kann in manchen Fällen Mangelentwicklungen bedingt durch plazentare Störungen vorbeugen.

Nebenwirkungen bei der Mutter

Bei der medikamentösen Therapie in der Schwangerschaft sind grundsätzlich nicht nur unerwünschte Wirkungen beim Kind zu beachten. Viele der Therapien haben auch Nebenwirkungen bei der Mutter, die bedacht und abgewogen werden müssen. Immerhin nimmt die Schwangere ein potentes Medikament ein, das sie selbst nicht benötigt. Der Einsatz von Arzneimitteln kann aus diesem Grunde sehr kompliziert sein und bedarf einer vorherigen genauen Besprechung, unter Umständen einer dezidierten Überwachung der Schwangeren.

Punktionen

Im weiteren Sinn handelt es sich um eine intrauterine Therapie, wenn ein Zuviel an Fruchtwasser durch wiederholte Punktionen entfernt wird. Dies kann indiziert sein, wenn durch das viele Fruchtwasser (Polyhydramnion) die Fortdauer der Schwangerschaft durch Wehentätigkeit oder Druck auf den Muttermund gefährdet ist. Bei diesen Fruchtwasserdrainagen handelt es sich meist um eine symptomatische Therapie, weil die Ursache für die Fruchtwasservermehrung nicht behoben wird und das Fruchtwasser nach der Entfernung häufig wieder angehäuft wird. Dennoch kann die Therapie einige Tage an wertvoller Schwangerschaftsdauer erbringen. In manchen Fällen kann die Schwangerschaft durch wiederholte Punktionen gar über Wochen prolongiert werden. Bei einem vorzeitigen Verlust von Fruchtwasser durch Blasensprung kann manchmal Flüssigkeit in die Fruchthöhle eingespritzt werden. Dies kann helfen, die Lungenentwicklung des Kindes zu stärken. Bei bestimmten fetalen Erkrankungen kommt es zu Flüssigkeitsansammlungen in Körperhöhlen (Ergüsse). Diese können die Entwicklung der Organe stören und zu irreversiblen Schäden führen. Da es sich um »Körperwasser« handelt, können wir es mit einer dünnen Spezialnadel abpunktieren.

Bluttransfusionen

Gewisse Erkrankungen, z.B. die Infektion des Fetus mit den Erregern der Ringelröteln (Parvo B19), führen zu einer Blutarmut, die in vielen Fällen lebensbedrohlich sein kann. Durch Bluttransfusionen in die Nabelschnur, die teils auch wiederholt werden müssen, werden die meisten Kinder heute gerettet. Diese Behandlungen werden in Deutschland nicht überall angeboten, sondern sind bestimmten Zentren vorbehalten. Transfusionen oder die Gabe spezieller Blutprodukte können auch aus anderen Gründen wie Blutgruppenunverträglichkeiten oder bestimmten Immunerkrankungen der Mutter notwendig sein.

Operationen am Kind im Mutterleib

Kathetereinlagen durch die Haut des Fetus in bestimmte Organe (z.B. Blase, Brustraum, Bauchraum) oder in die Atemwege bei Zwerchfellhernien werden heute häufiger durchgeführt. Gewebeentnahmen zur weiteren Untersuchung sind möglich. Wenn Zwillinge über den Blutweg verbunden sind (TTTS, Zwillingstransfusionssyndrom), kann das beide Kinder im Mutterleib schwer schädigen. In bestimmten Fällen kann heute die Verbindung mittels Laser intrauterin verödet werden – eine Operation in der Gebärmutter, die teils mit großem Erfolg durchgeführt wird. Auch andere Operationen sind möglich. Beispielsweise Operationen am offenen Rücken (Spina bifida), die mit sehr feinen Instrumenten, analog den endoskopischen Operationen beim Geborenen, durchgeführt werden. Denkbar (und auch praktiziert) sind Operationen nach Eröffnung der Gebärmutter.

Bildgebung durch Kernspintomografie

Im Gegensatz zu den Operationen beim Geborenen sind größere Eingriffe beim Fetus noch keineswegs Routine. Operationen am Kind, mit Ausnahme von Punktionen, werden grundsätzlich in Allgemeinnarkose durchgeführt. Neben dem Ultraschall wird zunehmend häufig das MRT (Kernspintomografie) in der Schwangerschaft bei verschiedenen Erkrankungen und Fehlbildungen zur näheren Bildgebung und Therapieplanung angewendet. Das MRT sendet keine schädliche Strahlung aus und wurde deshalb schon früh zur Planung einer Beckenendlagengeburt (Steißlage) eingesetzt. Die so gewonnenen Bilder sollen darüber Aufschluss geben, ob die Größe des mütterlichen Beckens ausreicht, das Kind passieren zu lassen. Das Verfahren kann manchmal sehr gut helfen, die Prognose einer Erkrankung einzuschätzen. Auch benötigen Neurochirurgen genaue Informationen für die Planung einer möglichen Operation nach der Geburt. Vor allem in höheren Schwangerschaftswochen, wenn der Schall am Knochen »scheitert«, liefert das MRT bessere Bilder als der Ultraschall.

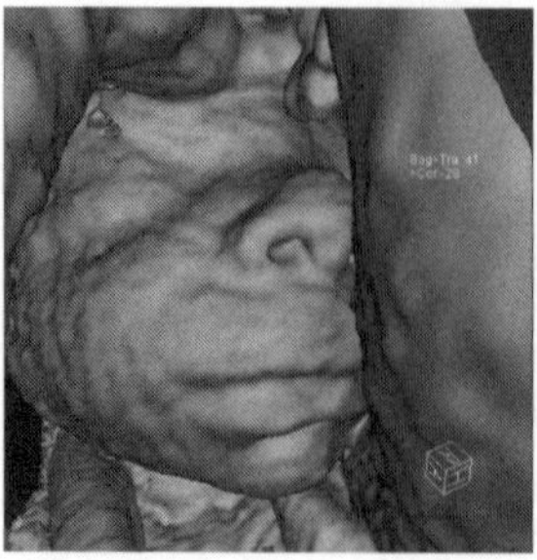

MRT eines Fetus. Darstellung der Körperoberfläche

Ultraschall in der späteren Schwangerschaft

Bei bestimmten Risikokonstellationen, bei Verdacht auf eine Entwicklungsstörung, bei Mehrlingen, bestimmten mütterlichen Erkrankungen und bei weiteren Indikationen ist eine dezidiertere Untersuchung neben der Routine durchaus sinnvoll. Oftmals können diese Untersuchungen vom eigenen Frauenarzt durchgeführt werden.

Manchmal werden Schwangere überwiesen. Nach einer gezielten Befragung wird in der Regel das Kind vermessen, um zu sehen, ob es regelrecht Gewicht zunimmt. Auch die Plazenta und die Fruchtwassermenge werden untersucht. Eine sogenannte Doppleruntersuchung (Blutflussmessung) zum Ausschluss einer Minderversorgung (Plazentainsuffizienz) kann angeschlossen werden.

Doppler-untersuchung

Besonders bei sehr zarten Kindern, bei reduzierter Fruchtwassermenge oder vorzeitiger Reifung (Verkalkung) der Plazenta kann der Untersuchungsgang sehr wichtig sein. Zartheit kann prinzipiell für eine Minderversorgung des Kindes sprechen, die zu einem Sauerstoffmangel führen kann, der irreversible Schäden nach sich zieht. Im Ultraschall stellen sich Flüssigkeiten schwarz dar. Auch das Blut erscheint schwarz. Jedoch befinden sich im Blut auch Gewebsbestandteile, die Blutzellen. Diese reflektieren den Ultraschall und erscheinen dadurch heller. Bei sehr schlanken Patientinnen kann die zielgerichtete Bewegung, der Blutfluss, beobachtet werden. Bei kräftigeren Frauen geht das meist nicht, jedoch kann durch einen zusätzlichen Effekt (Farbdoppler) das Blut und die Strömung dann farblich dargestellt werden.

Was sieht der Doppler?

Mittels des Dopplers kann der Weg der Blutzellen verfolgt werden. Durch computergestützte Umrechnung von verschiedenen Messparametern im Doppler werden die Strömungsgeschwindigkeiten, der Gefäßwiderstand und eventuelle Störungen im Flussprofil errechnet und dargestellt. Der Sauerstoffgehalt im Blut kann durch Ultraschall nicht gemessen werden. Die errechneten Indizes der Untersuchung geben aber indirekt über die Sauerstoffversorgung Aufschluss. Mit dem Doppler kann sozusagen auch etwas in die Zukunft gesehen werden. Bei normalen Werten ist eigentlich sichergestellt, dass die Versorgung auch noch nach einer Woche ausreichend ist. Eine Minderversorgung bahnt sich in aller Regel langsam an und entwickelt sich nicht akut.

Eine Doppleruntersuchung in geübter Hand ist ungefährlich. Man weiß zwar, dass der Doppler hochenergetische Wellen aussendet und für ein Kind möglicherweise bei sehr häufiger und unreflektierter Anwendung unangenehm sein kann, Komplikationen wurden aber bisher noch nicht beschrieben.

Plazenta-insuffizienz

Die Plazenta ist prinzipiell ein Organ wie jedes andere. Mit einer gravierenden Ausnahme: Die Plazenta lebt und arbeitet etwa vierzig Wochen, während unsere anderen Organe das ganze Leben lang halten und sich ständig erneuern. Die Plazenta altert um ein Vielfaches schneller als andere Strukturen in unserem Körper. Gegen Ende der Schwangerschaft kommt es zu normalen physiologischen Verkalkungen und Einschnürungen, die meist keinerlei Bedeutung haben. Vom Aussehen der Plazenta im Ultraschall kann nicht sicher auf ihre Funktion geschlossen werden. Selbst massiv kalzifizierte Plazenten können ungestört funktionieren, während andere, die im Bild völlig normal erscheinen, funktionell erheblich gestört sein können. Die grobe Struktur definiert nicht die Funktionalität, sondern die mikroskopisch zarten Membranen. Man nimmt an, dass auch der natürliche Geburtsbeginn auf Alterungsprozesse im Bereich der Plazenta zurückzuführen ist. Eine ihrer vielen Aufgaben ist nämlich die Hormonproduktion, die die Schwangerschaft erhält. Wenn die Plazenta altert, werden weniger Hormone produziert, und die Wehentätigkeit setzt langsam ein.

Auf den Körper hören

Altert die Plazenta vorzeitig, ist auch die Schwangere »gefährdet«, vorzeitige Wehen zu bekommen. Die Frage ist nur, ob das schlimm ist. Eigentlich handelt es sich um einen natürlichen Mechanismus zum Schutz des ungeborenen Kindes. Manchmal kommt es vor, dass eine vorzeitige Wehentätigkeit registriert wird und erst später festgestellt werden kann, dass es die (voreilige) Reaktion des Körpers auf die schleichende plazentare Insuffizienz war. Manchmal kann erst Tage oder Wochen später die Plazentainsuffizienz mit den zur Verfügung stehenden Methoden gesehen werden. Dann ist noch nichts Nachteiliges bezüglich der Sauerstoffversorgung des Kindes geschehen. Dennoch scheint das Raster der diagnostischen Möglichkeiten nicht so eng zu sein, dass auch feinste Funktionseinschränkungen nachgewiesen werden können. Der Körper registriert diese viel subtiler.

Neben der Sauerstoffversorgung und der Hormonproduktion hat die Plazenta noch weitere Aufgaben: Dazu zählen die Versorgung des Kindes mit Nährstoffen, mit Flüssigkeit und mit diversem anderen, was für die Entwicklung notwendig ist. Zusätzlich sorgt die Plazenta für die Entgiftung des Fetus von dessen Stoffwechselprodukten.

Wegfall »unwichtiger« Funktionen

Wenn die Plazenta vorzeitig altert, sehen wir bei der »klassischen« Plazentainsuffizienz, dass die »unwichtigsten« Funktionen des Mutterkuchens zuerst aufgegeben werden, während die »wichtigen« Funktionen am längsten vorhanden sind. Die Funktion »Versorgung mit Nährstoffen« beispielsweise ist relativ unwichtig. Bei Verlust dieser Funktion sind die Kinderchen sehr klein und zart. Viel kleiner und zarter, als die Natur eigentlich für das Kind vorgesehen hat. Man spricht von »Retardierung«. Vor allem haben die Kinder kein Fett auf den Rippen, das Knochenwachstum ist weniger gestört. Die zunächst retardierten Kinder holen das fehlende Gewicht meist sehr schnell wieder auf. Die Funktion der Versorgung mit Flüssigkeit ist ebenfalls nicht so wichtig. Aus diesem Grunde nimmt im Verlauf der fortschreitenden Plazentainsuffizienz die Fruchtwassermenge stetig ab. Doch das Fruchtwasser wird vor allem in der früheren Phase der Schwangerschaft dringend benötigt. Danach kommt der Mensch mit nur wenig gut zurecht. Zur Entgiftungsfunktion der Plazenta kann man mittels Ultraschall kaum eine spezifische Aussage treffen. Klar ist aber, dass sich noch kein Kind, bedingt durch einen mangelhaften Abtransport von Stoffwechselprodukten, vergiftet hat, es sei denn, es kommt zu spät auf die Welt und ein Sauerstoffmangel hat stattgefunden.

Sauerstoffversorgung

Die Sauerstoffversorgung des Kindes scheint die wichtigste Funktion der Plazenta zu sein. In aller Regel schafft es die Natur, die Sauerstoffversorgung im Rahmen einer Plazentainsuffizienz am längsten aufrechtzuerhalten. Mithilfe des Dopplerultraschalls kann man die Sauerstoffversorgung des Kindes sehr gut nachvollziehen. Bei einer klassischen Plazentainsuffizienz können meist folgende Befunde erhoben werden: Im Ultraschall sieht man durch Vermessung des Kindes und dessen Proportionen, dass die Wachstumskurven abgeflacht sind und insbesondere der Bauch, bedingt durch fehlende Fettreserven, sehr zart ist (dysproportioniertes Wachstum). Zusätzlich nimmt die Fruchtwassermenge langsam ab, möglicherweise verkürzt sich der Muttermund bereits schleichend vorzeitig. In einem solchen Fall besteht der dringende Verdacht auf eine noch kompensierte Plazentainsuffizienz. Damit bestünde die dringende Indikation zu wiederholten Doppleruntersuchungen.

Möglichkeiten der Doppleruntersuchung

Wie bereits beschrieben, kann mit Hilfe des Dopplers der Widerstand der Blutgefäße dokumentiert und damit eine Kreislaufreaktion des Kindes erkannt werden. Diese würde durch eine sich verschlechternde Sauerstoffversorgung verursacht sein. Bei drohendem Sauerstoffmangel reagiert das Kind nämlich in ausgeklügelter

Weise mit einer solchen Kreislaufumstellung. Es leitet den weniger ankommenden Sauerstoff vor allem in Organe, die ihn am nötigsten haben und die besonders empfindlich sind. Das sind u.a. das Gehirn und das Herz. Mit dem Dopplerverfahren kann diese Reaktion sehr genau nachvollzogen werden. Man kann in aller Regel feststellen, ob ein ernstes Problem droht. Und man kann auch etwas in die Zukunft sehen. Den Tag X oder die Stunde X kennt man nicht genau, den Zeitpunkt der Entbindung schon. Der liegt nämlich so weit vor dem Eintritt des Sauerstoffmangels, dass zwar die maximal mögliche Reife des Kindes gewährleistet ist, der Sauerstoffmangel jedoch noch in der Ferne liegt.

Risiko der Normgläubigkeit

Längst nicht jedes Kind mit reduzierter Fruchtwassermenge oder fehlendem Fettgewebe hat eine insuffizient arbeitende Plazenta. Hinter einer körperlichen Zartheit stecken sehr viel häufiger sogar habituelle, physiologische Gründe, als dass die Zartheit auf eine Plazentainsuffizienz zurückzuführen ist und damit eigentlich als »Retardierung« bezeichnet werden müsste. Die Menschen sind sehr unterschiedlich, wir lassen uns nicht in eine normierte Form pressen. Im Ultraschall gibt es aber für alles Normen, in die auch die gesunden Feten oft nicht passen. Wird nun ein Organ, Körperteil oder eine Konstellation außerhalb der Norm registriert, kommt eine Schwangere sehr schnell in die Risikoschublade. Dann wird unter Umständen wöchentlich »gedopplert«, kontrolliert und unnötig untersucht. Und sehr schnell steht dann aufgrund von Verunsicherung und

Angst die vorzeitige Entbindung im Raum. Was ein Trugschluss sein kann, der zu unnötigem Risiko führt: Für eine vorzeitige Entbindung müssen Wehen medikamentös angeregt werden. Eine Geburtseinleitung ist jedoch mit hohen Risiken behaftet. Ca. zwanzig Prozent dieser Schwangeren werden aufgrund von Einleitungskomplikationen »ungewollt« per Kaiserschnitt entbunden, und kein unbedeutender Anteil davon unter eiligen Bedingungen. Die angewendeten Medikamente haben ein recht hohes Nebenwirkungspotenzial und können zu »Wehensturm«, Dauerkontraktionen, Plazentakomplikationen und letztlich schlechten kindlichen Herztönen mit drohendem Sauerstoffmangel führen.

Mosaikstein Ultraschall

Mit Hilfe des Ultraschalls können viele Feten mit Problemen erkannt werden, die ohne die Untersuchung durch das Netz gefallen wären. So manches Kinderleben konnte durch den Ultraschall gerettet werden. Allerdings ist die Ultraschalluntersuchung in Wirklichkeit nur ein Mosaiksteinchen in der Überwachung der späteren Schwangerschaft. Oft gleichbedeutend sind die Sinne des Untersuchers, die körperliche Untersuchung der Schwangeren, die Anamnese und Befragung (Schwangere fühlen oft, dass etwas nicht stimmt), das CTG und vieles anderes. Oft lohnt es auch, auf eine erfahrene Hebamme zu hören. Den Zustand des Kindes in der »Black-Box« der Gebärmutter kann man nicht direkt erfragen. Man kann aber das Mosaik zusammensetzen und erhält ein ziemlich genaues Bild. Niemand verlässt sich in dieser Frage lediglich auf den Ultraschall.

Ultraschall am Ende der Schwangerschaft

Gegen Ende der Schwangerschaft verliert der Ultraschall immer mehr an Bedeutung. Bei der Aufnahme zur Geburt, möglicherweise mit bestehender Wehentätigkeit, macht das kaum noch Sinn. Lediglich die Lage des Kindes und das ungefähre Schätzgewicht sowie die Lage der Plazenta können von Interesse sein. Viel mehr ist zu diesem Zeitpunkt auch nicht mehr zu sehen, denn die Ultraschallbedingungen sind in der Regel schlecht (wenig Fruchtwasser, harte Knochen). Die Gewichtsschätzungen sind dann auch sehr mit Vorsicht zu genießen.

Wegen der schlechten Bedingungen sind die relevanten Maße des Köpfchens und des Körpers kaum noch korrekt einstellbar, die Messungen grenzen an Fantasie. Hinzu kommt, dass die Gewichtstabellen, die oft in die Ultraschallgeräte integriert sind, sehr unterschiedliche Prognosen abgeben. Zudem ist der statistische Fehler der Messung bei großen Kindern deutlich höher. Zuletzt kommt es noch auf die Erfahrung des Untersuchers an: Ein erfahrener wird sein Untersuchungsergebnis mit seinen klinischen Eindrücken korrelieren. Es wird angegeben, dass der statistische Fehler bei der Gewichtsschätzung bei ca. zehn Prozent liegt. Oftmals ist der Fehler aber deutlich größer. Gewichtsdiskrepanzen von mehr als 1000 g werden gesehen. Die Länge des Kindes kann lediglich in der Frühschwangerschaft gemessen werden, nämlich dann, wenn der Embryo oder der Fetus noch auf

das Bild des Monitors passt. Ab der ca. 16. SSW sind unsere Längenschätzungen derart schlecht und fehlerbehaftet, dass man die Nennung einer Größe lieber unterlassen sollte.

Gegen Ende der Schwangerschaft sind andere Untersuchungen, vor allem aber die klinischen Untersuchungen (Tastbefunde, CTG etc.) viel wichtiger als die Ultraschalluntersuchung. Während der Geburt gehört in der Routine kein Ultraschallgerät in den Kreißsaal. Lediglich in ganz ausgesuchten Fällen und bei besonderen Fragestellungen kann dies sinnvoll sein.

Schwangerschafts-abbruch

Wann kommt es zum Schwangerschaftsabbruch?

Indikation, Beratung und Betreuung

Beschreibung der Praxis

Kliniken oder Schwerpunktpraxen, die pränatale Diagnostik betreiben, aber auch niedergelassene Frauenärzte und Frauenärztinnen sind immer wieder mit der Frage oder dem Wunsch nach einem Schwangerschaftsabbruch konfrontiert. Die Frage stellt sich beispielsweise, wenn eine Schwangerschaft aus verschiedensten Gründen nicht gewünscht ist, wenn ein Fetus erkrankt ist oder eine Schwangere aufgrund eigener schwerer Krankheiten durch die Schwangerschaft selbst stark gefährdet ist. Dieser Band möchte in keiner Weise zur Debatte über die moralischen Aspekte des Schwangerschaftsabbruches beitragen. Es ist nicht möglich, das Für und Wider der Entscheidungsfindung oder alle moralischen, gesellschaftlichen oder theologischen Aspekte der schwierigen Thematik entsprechend zu würdigen. Im Folgenden wird ausschließlich die gängige Praxis bei Schwangerschaftsabbrüchen beschrieben und auf Erfahrungsberichte zurückgegriffen.

Rechtliche Lage

Hierzu ist es zunächst einmal sinnvoll, die aktuelle rechtliche Lage zu erläutern: Grundsätzlich ist der Schwangerschaftsabbruch in Deutschland rechtswidrig und steht unter Strafe. Auch die Person, die einen Abbruch durchführt, wird bestraft. Allerdings existiert eine Gesetzgebung, die den Schwangerschaftsabbruch doch ermöglicht. In bestimmten Fällen entfällt nicht nur die Strafbarkeit, sondern auch die Rechtswidrigkeit. Im §218 StGB unterscheidet der Gesetzgeber zwischen der Möglichkeit des Abbruches ohne Indikationsstellung (rechtswidrig und straffrei) und mit einer Indikationsstellung (rechtskonform). Er legt dabei aber verbindliche Kriterien fest, die unbedingt erfüllt werden müssen.

Schwangerschaftsabbruch ohne Indikationsstellung

Man geht davon aus, dass Kinder am besten im Einvernehmen mit der Frau und nicht gegen deren Willen geschützt werden können. Bei schweren persönlichen Konflikten, finanziellen Notlagen oder grundsätzlicher Ablehnung hat eine Frau deswegen das Recht zum Abbruch der Frühschwangerschaft. Die Schwangere soll nicht vom Staat oder der Gesellschaft bevormundet werden. Man spricht ihr nicht das Recht ab, eine verantwortungsbewusste Entscheidung in ihrem persönlichen Kontext zu treffen. Zwingend müssen aber folgende Voraussetzungen erfüllt sein:

- Die Schwangerschaft muss innerhalb von zwölf Wochen nach der Empfängnis (bis 14. Woche nach der letzten Regel) abgebrochen werden.
- Die Frau muss den Abbruch verlangen.
- Es muss eine Schwangerschaftskonfliktberatung an einer staatlich anerkannten Stelle

durch entsprechende Bescheinigung nachgewiesen werden.
- Erst frühestens am vierten Tag nach der Beratung darf der Schwangerschaftsabbruch von einem Arzt durchgeführt werden.

Die Kosten für einen Schwangerschaftsabbruch ohne Indikation sind von jeder Frau selbst zu tragen. Ein einzelnen Fällen werden die Kosten aber, nach entsprechender Antragstellung, von den Sozialkassen übernommen.

Schwangerschaftsabbruch mit Indikationsstellung

Nach einer Straftat (z.B. Vergewaltigung) ist ein Abbruch rechtskonform, wenn dieser in den ersten zwölf Wochen nach der Empfängnis (bis 14 Wochen nach der letzten Regel) erfolgt. Dies nennt man »kriminologische Indikation«. Der Abbruch ist auch rechtskonform, wenn er notwendig ist, um Lebensgefahr oder die Gefahr von schwerwiegenden körperlichen und/oder seelischen Beeinträchtigungen von der Frau abzuwenden. Dies nennt man »medizinische Indikation«. Beim Schwangerschaftsabbruch mit einer medizinischen Indikation gibt es kein »Zeitlimit«. Diese Schwangerschaft kann grundsätzlich zu jeder Entwicklungsphase des Kindes abgebrochen werden, also grundsätzlich bis zum Einsetzen der natürlichen Wehentätigkeit. Bei beiden Indikationsstellungen benötigt die Schwangere eine ärztliche Bescheinigung. In den meisten Fällen wird der Arzt diese Bescheinigung auf der Grundlage seiner eigenen Befunderhebung oder der Befunderhebung von zur Hilfe gerufenen weiteren Ärzten ausstellen. Im Falle der kriminologischen Indikation kann auf die Schwangere zukommen, dass sie selbst die Straftat plausibel machen muss. Wichtig ist, dass es beim Schwangerschaftsabbruch mit Indikationsstellung für diese keine Verpflichtung zur Schwangerschaftskonfliktberatung gibt. Sie ist freiwillig, jedoch dringend empfohlen.

Ärztliche Pflichten

Der Arzt oder die Ärztin hat vom Gesetzgeber folgende Pflichten auferlegt bekommen (unabhängig davon, ob die Schwangere einen Abbruch erwägt):
- Es müssen ausführliche Informationen über medizinische, psychische und soziale Aspekte eines eventuellen Befundes (z. B. Fehlbildung) bereitgestellt werden.
- Es muss auf Unterstützungsmöglichkeiten bei körperlichen und seelischen Belastungen hingewiesen werden.
- Es müssen gegebenenfalls andere Fachärzte (z. B. Kinderärzte) hinzugezogen werden.
- Die Schwangere muss Hinweise auf ihren Anspruch auf psychosoziale Hilfe erhalten. Diese muss, falls gewünscht, für die Betroffene organisiert werden.
- Informationsmaterialien müssen ausgehändigt werden.

Im Falle einer tatsächlichen Indikationsstellung und einem tatsächlichen Wunsch der schwangeren Frau nach einem Abbruch hat der Mediziner weitere Pflichten:
- Ausführliche Beratung zu allen Aspekten des Schwangerschaftsabbruchs (Ablauf, Folgen, Risiken, psychische und physische Auswirkungen).

- Informationen über eine weitere, vertiefende Beratung durch eine Stelle der Schwangerschaftskonfliktberatung.
- Schriftliche Feststellung der medizinischen Indikation zum Abbruch. Diese darf aber erst nach einer Bedenkzeit von mindestens drei Tagen ausgehändigt werden (Ausnahme: bei erheblicher Gefahr für Leib und Leben der Schwangeren).

Die Schwangere muss alle erhaltenen Beratungsangebote und Hilfen oder den Verzicht darauf durch Unterschrift schriftlich bestätigen. Die Kosten für einen Schwangerschaftsabbruch mit Indikationsstellung werden von den Krankenkassen übernommen.

Zusammenarbeit mit Beratungsstellen

Unabhängig von den neueren gesetzlichen Regelungen haben viele die umfassende Beratung im Fall von Schwangerschaftskomplikationen, Fehlbildungen oder Chromosomenstörungen sowie bei der Frage nach einem Abbruch der Schwangerschaft schon immer als eminent wichtig angesehen. Aus diesem Grund arbeiten die meisten Pränataldiagnostiker schon lange mit einer entsprechenden Beratungsstelle zusammen. Bei den Gesprächen mit den Vertreterinnen dieser Beratungsstelle wird auf die Gründe für das Erwägen des Abbruches oder die Gründe für den Entschluss zum Abbruch eingegangen. Dies erfolgt jedoch völlig wertfrei, man gibt den Frauen lediglich die Gelegenheit, ihre Sorgen offen zu äußern. Schwangere werden über finanzielle und soziale Hilfen informiert, die die Fortsetzung der

Schwangerschaft erlauben könnten. Vor allem aber wird auf die möglichen Auswirkungen einer Geburt oder eines Schwangerschaftsabbruchs eingegangen. Dieses ist nach häufiger Auffassung der wichtigste Punkt, der deshalb auch von ärztlicher Seite angesprochen wird, insbesondere dann, wenn die Betroffene das Gespräch an einer Beratungsstelle ablehnen sollte.

Psychische Folgen

Eine Schwangerschaft, eine Geburt oder ein Abbruch markieren im Leben einer Frau und deren Familie ein unauslöschliches Ereignis. Immer wieder erinnern sich die Frauen daran und reflektieren das Geschehene. Dies, so glaubt man, ist auch genetisch festgelegt. Nimmt eine Schwangerschaft einen traurigen Verlauf, muss man damit rechnen, dies nie vergessen zu können. Frühe Fehlgeburten hinterlassen eine Narbe. Selbst bei Fehlgeburten, bei denen sich noch kein sichtbarer Embryo entwickelt hat, kommt es zu langen Trauerphasen, vor allem bei den Frauen. Es ist eher unerheblich, in welcher Schwangerschaftswoche die Fehlgeburt stattgefunden hat. Im Falle eines Schwangerschaftsabbruchs verschärft sich diese Problematik erheblich! Der Unterschied: Eine Frau/ein Paar hat sich dann aktiv gegen ein Kind entschieden, die Entscheidung wurde ihr/ihm nicht von anderer Seite abgenommen. Dieses aktive Vorgehen kann zu schweren Schuldgefühlen führen. Die psychische Stabilität kann derart leiden, dass professionelle psychologische Hilfe eingeholt werden muss. Partnerschaften sind vor allem dann gefährdet, wenn vor einem Eingriff Uneinigkeit über die Intervention geherrscht hat. Nach vorsichtigen

Schätzungen benötigen ungefähr vierzig Prozent aller Frauen nach einer Abtreibung psychologische Hilfe und/oder eine Eheberatung.

Die Rolle des Zeitpunkts

Anders als bei Fehlgeburten scheint der Zeitpunkt des Schwangerschaftsabbruchs von Bedeutung zu sein. Frauen berichten über deutlich mehr Probleme und Schuldgefühle, wenn sie ihr Kind bereits gespürt haben. Vielleicht greifen in der späteren Schwangerschaft die natürlichen Verdrängungsmechanismen nicht so gut, weil das Kind aus der »Anonymität« herausgetreten ist. Offensichtlich können Kindsbewegungen bei positiver Einstellung zu einer Schwangerschaft die Trauer nach dem Verlust nicht so verstärken, wie sie die Schuldgefühle bei negativer Einstellung zum Kind potenzieren können.

Schwere Fehlbildungen schützen nicht vor Trauer und Schuldgefühl. Je gravierender die Erkrankung, desto mehr Verständnis hat zwar das direkte und indirekte Umfeld einer Schwangeren für einen Abbruch. Die Frau selbst allerdings hat nicht so viel davon. Durch ihre emotionale Beteiligung wird sie immer Schuldgefühle entwickeln. Diese können zwar deutlich gemildert sein, der Zweifel über die eigene Berechtigung zum Abbruch wird aber dennoch kommen.

Vor der Indikation

Vor der Stellung einer Indikation zu einem Schwangerschaftsabbruch wegen Fehlbildung oder Erkrankung des Fetus sollte Folgendes dringend beachtet werden:

- Die Diagnose sollte nach Möglichkeit definitiv geklärt sein, damit die Erkrankung des Kindes einen Namen bekommt. Eine Diagnose hilft bei der späteren psychischen Verarbeitung.
- Ausstehende Befunde sollten abgewartet werden. Dies führt zu mehr Diagnosesicherheit und gibt Zeit zum Nachdenken.
- Sollte pränatal keine Diagnose beim Namen zu nennen sein, die Fehlbildungen aber zum Abbruch berechtigen, sollten maximale Bemühungen erfolgen, die Erkrankung nach dem Abbruch durch weitere Untersuchungen benennen zu können.
- Bei wegen schwerster Fehlbildungen nicht lebensfähigen Kindern unbedingt die Möglichkeit des Austragens besprechen, um die aktive Entscheidung gegen das Kind zu umgehen.
- Fachkollegen von relevanten medizinischen Disziplinen sollten gehört werden.
- Psychologen und Seelsorger sollten früh involviert werden.
- Ausgiebige, wiederholte Gespräche sind extrem wichtig. Die Entscheidung muss reifen. Nur eine wirklich gefestigte Entscheidung ist nach einem Abbruch auch tragfähig. Nicht tragfähige Entscheidungen machen eine spätere Verarbeitung manchmal unmöglich.
- Betroffene müssen sich darüber bewusst sein, dass sich eigene Meinungen und Einstellungen im Laufe des Lebens ändern können. Manche getroffenen Entscheidungen werden im Nachhinein nach Jahren bereut und angezweifelt.
- Eingehende Aufklärung über die medizinischen Möglichkeiten des Abbruchs und deren Risiken.

Erst wenn alle rechtlichen Voraussetzungen erfüllt sind und der beteiligte Arzt vom Willen der Schwangeren überzeugt ist, kann die Indikation zum Abbruch gestellt werden. Dann sollte der Eingriff unter Gewährung von größtmöglicher Hilfestellung durchgeführt werden.

Schwierige Suche nach Anlaufstellen

Ein Arzt kann die Durchführung eines Schwangerschaftsabbruches aus persönlichen Gründen ablehnen (es sei denn bei vitaler Bedrohung der Mutter). Insbesondere konfessionell geführte Krankenhäuser, aber auch viele andere, führen keine Abbrüche durch. Je später der Abbruch, desto weniger Anlaufstellen existieren. Es kann passieren, dass sehr weite Strecken in Kauf genommen werden müssen. Auch in Deutschland kommt es vor, dass selbst Schwangere mit gesicherter Indikation große Probleme haben, entsprechende Ärzte und Kliniken zu finden. Bezüglich dieser Anlaufstellen gibt es keine veröffentlichten Listen.

Ablehnung durch die Umwelt

Für betroffene Frauen und Paare kann dies sehr problematisch sein. Denn in jedem Falle befindet sich eine schwangere Frau, die einen Abbruch erwägt, in einer tiefen psychischen Konfliktsituation. Ängste vor der eigenen Verantwortung, Ängste vor unkalkulierbaren Entwicklungen in der Paarsituation, Ängste vor der Zukunft, aber auch Ängste vor einer Operation überfordern fast alle Schwangeren. Frauen stoßen zusätzlich nicht selten auf Ablehnung und manchmal deutliche Kritik von Familie, sozialem Umfeld und ärztlicher Seite. Unreflektierte Kritik aber kann den psychischen Konflikt erheblich verstärken. Dieses Verhalten führt sehr oft nicht zur Akzeptanz der Schwangerschaft mit ihren Problemen, nicht zur Verminderung der Abbruchrate oder zur Lösung des Konfliktes. Es kann sogar kontraproduktiv sein, indem es gesunde Frauen erheblichen Risiken aussetzt, sie zu zweifelhaften Stellen oder ins Ausland treibt. Eine Extremeinstellung zum Schutze des ungeborenen Lebens kann das Leben einer Schwangeren und/oder deren Familie derart unmöglich machen, dass teils bezweifelt wird, ob dies denn noch mit Menschenwürde und Toleranz vereinbar ist. Eine betroffene Frau muss in ein kompetentes Netz von Medizin und seelischer Betreuung eingebunden werden. Dieses Netz hat zur Aufgabe, alle Facetten des Schwangerschaftskonfliktes zu erörtern, Hilfen aufzuzeigen, Möglichkeiten zu nennen. Nur so kann eine Frau zu einer tragfähigen Entscheidungsgrundlage kommen.

Wie wird ein Schwangerschaftsabbruch durchgeführt?

Arten der Intervention und Zeitpunkte

Grundsätzlich hängt die Art der medizinischen Intervention von der Schwangerschaftswoche und damit vom Entwicklungsstand des Fetus ab. Nicht immer, aber in den meisten Fällen kommt eine Operation auf eine schwangere Frau zu. Diese Operation hat bei bestehender Notwendigkeit vor allem zum Ziel, sämtliches Schwangerschaftsgewebe, nämlich die Frucht, die Eihäute und die Plazenta, aus der Gebärmutterhöhle zu entfernen.

Bis etwa zur vollendeten 6. SSW

Bei einer Frühestgravidität kann der Abbruch immer durch eine vorsichtige Ausschabung der Gebärmutter oder durch eine Kombination von Absaugen der Frucht mit anschließender Ausschabung erfolgen. Dabei wird die Gebärmutter während einer kurzen Narkose oder eines regionalen Anästhesieverfahrens instrumentell entleert. In den meisten Fällen einer derart frühen Intervention kann der Versuch eines medikamentösen Schwangerschaftsabbruches erfolgen. Dabei nimmt die Schwangere ein Medikament ein (sogenannte Abtreibungspille), das dem körpereigenen, schwangerschaftserhaltenden Hormon Progesteron entgegenwirkt. Als Folge der indirekten Wirkung kommt es zu einer Abstoßung der Schwangerschaft, gepaart mit einer Blutung. Die Blutung kann unterschiedlich stark sein, im Allgemeinen etwas stärker als eine übliche Menstruation. In den meisten Fällen kommt es zur kompletten Abstoßung der Frucht, ohne dass Anteile der Plazenta in der Gebärmutter verbleiben. Dies ist jedoch durch eine oder mehrere Bestimmungen des Schwangerschaftshormons (HCG) zu überprüfen. Sinkt das HCG nach der Abstoßung nicht entsprechend ab, ist davon auszugehen, dass noch mikroskopische Reste der Schwangerschaft in der Gebärmutter verblieben sind. Da diese erhebliche Komplikationen nach sich ziehen können, wird evtl. noch eine spätere Ausschabung notwendig, um die Reste zu entfernen. Eine Ausschabung ist gleichfalls bei bedrohlich starker oder dauerhafter Abbruchblutung durchzuführen. Während des Abbruchs und wenige Tage danach ist mit ziehenden Beschwerden zu rechnen. Aus diesem Grund ist eine Schmerztherapie notwendig. Nach einem Schwangerschaftsabbruch in der Frühestgravidität sollte eine Frau mindestens drei reguläre Monatszyklen lang nicht wieder schwanger werden.

Bis etwa zur vollendeten 14. SSW

In dieser Phase der Schwangerschaft ist in der Regel immer ein operativer Eingriff notwendig. Der Embryo oder der Fetus mit den Eihäuten und der Plazenta ist bereits zu weit ausgebildet, als dass die Gebärmutter sich rückstandslos ohne entsprechende Intervention entleeren lässt. Die Operation wird von der Scheide her durchgeführt, indem der Muttermund durch Metallstäbchen schonend und schrittweise aufgedehnt wird und die Schwangerschaft vorsichtig mit Instrumenten entfernt wird. Am Operationstag sollte der Muttermund auf den Eingriff »vorbereitet« werden, indem die Schwangere ein Medikament erhält, das bewirkt, dass das Gewebe des Muttermundes weicher wird und schonender gedehnt werden kann. Dies trägt zur Sicherheit der Operation bei. Die Operation wird in Allgemeinnarkose oder in regionalen Verfahren durchgeführt. Nach einer Operation ist mit ca. regelstarken Blutungen für einige Tage zu rechnen. Die Schmerzen entsprechen ebenfalls einem stärkeren Periodenschmerz und sind mit Schmerzmitteln beherrschbar.

In Deutschland werden die allermeisten Schwangerschaftsabbrüche bis zur 14. Schwangerschaftswoche ambulant in entsprechenden Arztpraxen oder Praxiskliniken durchgeführt. Dieses Vorgehen hat sich etabliert und ist sicher. Die Komplikationsrate bei derartigen Operationen ist sehr gering.

In sehr seltenen Fällen kann es zum Verbleib von Resten der Schwangerschaft kommen, was in den meisten Fällen einen Zweiteingriff bedingt. Sehr selten kommt es auch zur Verletzung der Gebärmutterinnenwand mit der Gefahr von inneren Blutungen (Perforation). In diesem Falle wird in der Regel eine Bauchspiegelung notwendig sein, um dies auszuschließen oder einen Schaden zu beheben.

Zwischen der 15. und der ca. 21 SSW

Diese Schwangerschaftsabbrüche müssen meist in einem Krankenhaus unter stationären Bedingungen durchgeführt werden. In dieser Zeit ist ein Fetus bereits zu weit entwickelt, als dass die Entfernung durch die geringe Öffnung des Muttermundes problemlos möglich wäre. Die einzig noch mögliche Alternative der Direktintervention ist die Ausschabung nach »Vorbereitung« des Muttermundes. Allerdings ist das durch die Größe des Kindes, die Weite der Gebärmutterhöhle und die Enge des Muttermundes derart erschwert, dass das Komplikationsrisiko enorm ansteigt. Vor allem die Perforationsgefahr ist beträchtlich und gefürchtet.

Beendigung durch Kaiserschnitt?

Das, was sich viele Frauen in dieser Situation wünschen, nämlich die Beendigung der Schwangerschaft durch »Kaiserschnitt«, ist definitiv nicht machbar. Ein »Kaiserschnitt« in dieser Phase der Schwangerschaft birgt ein unverhältnismäßig großes Allgemeinrisiko für die Schwangere und ist aus anatomischen Gründen (Relation von Größe des Fetus zur Größe der Gebärmutter und Richtungsverlauf der Muskulaturfasern der Gebärmutter) kaum durchführbar. Was bleibt, ist lediglich die Möglichkeit der Ausstoßung des Fetus nach medikamentöser Einleitung der Geburt mit anschließender operativer Entfernung von Resten der Plazenta mit einer Ausschabung.

Abbruch durch »Gebären«

Für Gynäkologen ist es eine regelmäßige Erfahrung, dass Frauen durch diese Vorstellung zunächst völlig aus der Balance geworfen werden. Ausnahmslos führt die Nennung dieser Tatsache zu absolutem Unverständnis und zu schockartigen Reaktionen. Man darf nicht vergessen: Die betroffenen Frauen befinden sich bereits in höchster Not. Die Indikation zum Schwangerschaftsabbruch wurde aus triftigem Grunde gestellt. Das eigene Kind ist sehr schwer krank, niemand kann ihm mehr helfen. Möglicherweise ist durch die Schwangerschaft das eigene Leben bedroht. In dieser Situation fühlt eine Frau kaum noch Trost. Keine dieser Frauen entscheidet sich leichtsinnig gegen das eigene Kind. In vielen Sitzungen und bei vielen Gesprächen wurde die zuletzt getroffene Entscheidung hart erarbeitet. Die Vorstellung des o. g. Prozederes des Abbruches überfordert viele Frauen zunächst. Sie wollen nicht noch mehr opfern und sehen in dem Akt des »Gebärens« eine Zumutung.

Einleiten der Geburt

Dieses Gefühl wird weiterhin auch noch verstärkt, wenn ihnen klar wird, dass die »Geburt« zunächst eingeleitet werden muss. Die Einleitung (Abortinduktion) geschieht mit Medikamenten, welche in Zäpfchenform in die Scheide oder als Dauerinfusion in das Blut der Schwangeren eingebracht werden. Die Geburtseinleitung mit Tabletten ist ebenfalls möglich. Es ist damit zu rechnen, dass der Körper mehrere Tage benötigt, um auf diese Therapie mit Kontraktionen zu reagieren. In dieser Situation braucht die Schwangere möglichst viel Unterstützung vom beteiligten Personal, besonders aber vom Partner oder der Familie. Spätabbrüche müssen immer gemeinsam durchgestanden werden.

Komplikationen

Die körperliche Komplikationsrate ist niedrig. Es handelt sich um ein sicheres Verfahren. Es besteht die Hauptgefahr der Blutung und der Perforation, was aber beherrschbar ist. Nach der Ausschabung kann eine Frau bald aus der Klinik entlassen werden. Eine länger dauernde stationäre Kontrolle ist meist nicht nötig. In höheren Schwangerschaftswochen hat sich die Brust der Schwangeren bereits schon lange auf das Stillen vorbereitet. Aus diesem Grunde kann es zu einem ungewollten Milcheinschuss nach der »Geburt« kommen. In aller Regel ist es deshalb notwendig, dass die Frau sofort nach der Ausstoßung Abstilltabletten erhält. Die moderne Behandlung sieht eine Einmalgabe einer Tablette vor, manchmal muss die Therapie über vierzehn Tage fortgeführt werden.

Nach der 21. SSW

Vor der 21. SSW sterben alle Kinder während der Geburt und werden tot geboren. Nach der 21. SSW besteht grundsätzlich eine Lebensfähigkeit des Kindes. Dieser Zeitraum markiert also eine ganz besondere medizinische und emotionale/ethische Grenze. Ein Schwangerschaftsabbruch ab dieser Zeit, durchgeführt wie oben beschrieben, könnte zur Geburt eines lebenden Menschen führen. Wird ein Kind aber lebend geboren, dann hat die Medizin aus rechtlichen wie ethischen Gründen die Pflicht, alles für das Leben zu tun. Dies könnte bedeuten, dass ein Kind intensivmedizinisch versorgt werden muss, um sein Leben zu retten.

Bei schweren, möglicherweise sogar kombinierten Fehlbildungen, welche ein längeres Leben offensichtlich unmöglich machen,

kann der Kinder-Intensivmediziner aus ethischen Gründen möglicherweise auf den Einsatz von lebenserhaltenden Maßnahmen verzichten. Dies jedoch liegt in dessen Ermessen und sollte unbedingt vor einer Abortinduktion besprochen werden.

»Misslungener« Schwangerschaftsabbruch

Wegen vieler Gesichtspunkte ist die Geburt eines lebenden Kindes in diesem Kontext extrem schwierig: Erstens einmal durfte das Kind nicht leben. Es bestand die Indikation zum Abbruch. Der Abbruch war gewollt und wurde herbeigeführt. Es gab gute Gründe dafür. Der »misslungene« Schwangerschaftsabbruch stürzt die betroffene Frau und deren Familie in ärgste Konflikte. Zweitens handelt es sich um eine extreme Frühgeburt mit erheblichen zusätzlichen Risiken für das Kind. In einem solchen Fall ist kaum zu vermeiden, dass ein Kind, welches ja wahrscheinlich grundsätzlich mit bestehenden Fehlbildungen oder einer Chromosomenstörung sehr krank ist (Ausnahme: Abbruch wegen Gefährdung der Mutter selbst), durch die Frühgeburtlichkeit an der Grenze der Lebensfähigkeit zusätzlich geschädigt wird. Drittens entsteht für den abbrechenden Arzt ein erhebliches juristisches Problem, weil er den »Behandlungsvertrag« nicht erfüllt hat. Hierzu gibt es auch in Deutschland gerichtliche Entscheidungen.

Fetozid

Vor der Wehenanregung wird dem Kind eine Lösung aus Kaliumchlorid in die Nabelschnur oder direkt in das Herz injiziert. Dies nennt man

»Fetozid«. Das Medikament bewirkt, dass die Reizleitung im Herzen blockiert wird und es zu schlagen aufhört. Weiterhin bewirkt die Lösung eine Sedierung und gewisse Betäubung. Innerhalb von wenigen Minuten ist das Kind verstorben. Die Punktion wird unter Ultraschallsicht durchgeführt. In aller Regel reicht eine einmalige Gabe aus. Wenn in Kontrollen über einen längeren Zeitraum kein Herzschlag mehr nachgewiesen werden kann, kann am selben Tag mit der Wehenanregung begonnen werden. Es gibt eine weitere Möglichkeit des Fetozids: Dabei wird eine Lösung aus einem Medikament in die Fruchthöhle gegeben, die das Kind über einen längeren Zeitraum versterben lässt und gleichzeitig zu einer Wehentätigkeit führt. Die Injektion ist für den Arzt technisch einfacher, nach der Applikation muss die Schwangere aber 24 Stunden abwarten, bis die Geburt eingeleitet werden kann. Vor allem aus ethischen Gründen, aber auch aus Sicherheitsgründen, wird diese Möglichkeit in Deutschland kaum noch genutzt.

Überschreiten einer ethischen Grenze

Der Abbruch nach dem Beginn der Lebensfähigkeit ist für Frauen und deren Familien besonders schwer. Es wird nicht nur die Grenze des Lebens überschritten, auch eine ethische Grenze wird grundsätzlich verletzt. Allerdings gibt es dabei einen erwähnenswerten psychologischen Aspekt: Es ist der Arzt, der den Fetozid durchführt, nicht die Schwangere selbst. Der Arzt also hat vordergründig den »aktiven« Anteil übernommen und den Tod unmittelbar herbeigeführt, was aus psychologischer Sicht etwas Last von den Schultern der Mutter nimmt. In einigen Fällen kann dieser psychologische Effekt beobachtet werden. Für den durchführenden Arzt bedeutet die Durchführung eines Fetozids eine enorme Belastung.

»Embryoreduktion«

In höheren Mehrlingsschwangerschaften kann in Einzelfällen der Fetozid diskutiert werden. Dies sind ausschließlich Fälle, in denen die Anzahl der Kinder zu einer generellen Gefährdung der Schwangerschaft und damit aller Kinder führt. Die Komplikationsrate bei Vierlingen beispielsweise ist derart hoch, dass das Überleben aller Kinder in Frage steht. In diesem Fall kann der Fetozid bei einem Kind durchgeführt werden, um die anderen zu retten. Man nennt dies »Embryoreduktion«. Ein ethisch-rechtlich und psychologisch sehr schwieriges Thema. Welches Kind soll für die anderen geopfert werden? Warum soll ein gesundes Kind geopfert werden?

Die Frage der Embryoreduktion stellt sich heutzutage kaum noch, weil die höhergradigen Mehrlingsschwangerschaften kaum noch entstehen. Dies hängt mit der Übereinkunft der Zentren für Reproduktionsmedizin zusammen, die aussagt, dass grundsätzlich lediglich noch zwei Embryonen bei der künstlichen Befruchtung eingesetzt werden sollen. Der spontane, natürliche Eintritt von Vierlingsschwangerschaften ist sehr unwahrscheinlich.

Wenn bei einer Mehrlingsschwangerschaft eines der Kinder krank ist, kann ebenfalls ein Fetozid in Frage kommen. Hierfür muss eine Indikation zum Schwangerschaftsabbruch gestellt werden. Damit müssen die oben angegebenen Regeln zur Anwendung kommen. Zu beachten ist aber grundsätzlich, dass der Eingriff selbst ein deutliches Risiko für das oder die anderen Kinder darstellt. Ein Fetozid oder eine Embryoreduktion kann zu einer Fehlgeburt aller Kinder führen. Embryoreduktionen werden nur an bestimmten Zentren durchgeführt.

Medizinische Hilfe

Schmerzen bei einem frühen Schwangerschaftsabbruch sind zwar vorhanden, jedoch nur mäßig stark ausgeprägt. Es besteht gute Behandelbarkeit. Bei einem Spätabbruch mit Geburtseinleitung treten wehenartige Schmerzen auf, die stark sein können und behandlungsbedürftig sind. Sehr viele Frauen entscheiden sich für die Anlage einer rückenmarksnahen Anästhesie, z. B. der Periduralanästhesie (PDA). Mit Hilfe der PDA kann nahezu komplette Schmerzfreiheit erreicht werden, außerdem kann eine anschließende Ausschabung in selbiger Betäubungsform durchgeführt werden. Hierdurch ist eine Narkose meist nicht nötig. Falls eine PDA nicht in Frage kommt, kann mit sehr potenten Schmerzmitteln geholfen werden. Sollte eine Frau »Rhesus negativ« sein, ist unbedingt auf die Gabe einer entsprechenden Antikörpertherapie nach der Ausstoßung zu achten, um spätere Komplikationen bezüglich des komplizierten Blutgruppensystems zu verhindern. Beruhigungsmittel sollten immer angeboten werden, letztendlich machen aber erfahrungsgemäß kaum Frauen davon Gebrauch (auch nicht deren Partner).

Seelsorgerische und psychologische Hilfe

Ein Schwangerschaftsabbruch stellt sehr häufig einen psychischen Notfall dar oder kann sich dazu entwickeln. Jeder Schwangerschaftskonflikt sollte sehr ernst genommen werden. Jeder Frau, die sich zu einem Schwangerschaftsabbruch entschlossen hat, sollte psychologische oder seelsorgerische Hilfe angeboten werden. Insbesondere ein Spätabbruch bedarf einer sehr intensiven Betreuung, vor, während des Abbruchs und lange Zeit danach. Der begleitete Akt des Gebärens scheint in vielen Fällen hilfreich bezüglich der späteren Verarbeitung zu sein. Gleich wichtig ist aber auch der unmittelbare und direkte Abschied vom Kind nach der »Geburt«. Es wird in der Regel jeder Frau und jedem Paar empfohlen, das Kind anzusehen und einige Zeit mit dem Kind alleine zu verbringen. So unvorstellbar dies für die Betroffenen vor der Geburt zu sein scheint, so wichtig ist dieser Abschied, nachdem »alles« geschafft ist. Viele Paare und Frauen verbringen viel Zeit mit dem toten Kind und empfinden dies als äußerst hilfreich. Viele Frauen kommen auch Tage später erneut in die Klinik, um das Kind nochmals zu sehen. Die allerwenigsten Frauen sehen das Kind nicht an. Für alle Fälle sollten vom Personal des Krankenhauses Fotografien vom Kind angefertigt werden, welche mit nach Hause genommen werden können oder in der Krankenakte zur späteren Abholung bereitliegen. In vielen Kliniken ist es möglich, das Kind, wenn gewünscht, »taufen« zu lassen. Streng genommen ist nach theologischen Regeln eine Taufe nach dem Tod nicht möglich. Dennoch wird in vielen Kliniken vom Krankenhausseelsorger (teils auch von katholischen Seelsorgern) ein ähnliches Ritual gestiftet. Dieser Akt hat für viele Gläubige und weniger Gläubige eine sehr hohe tröstliche Bedeutung. Natürlich könnte auch ein Geistlicher einer anderen, nicht christlichen Religion hinzugezogen werden, wenn das entsprechende Glaubensrecht dies zulässt. Eine professionelle psychologische und/oder seelsorgerische Betreuung sollte auch für die nächste Zeit nach der Entlassung angebahnt sein.

Bestattung

In den meisten Städten besteht die Möglichkeit der kostenfreien, anonymen Sammelbestattung. Falls dieses einmal heimatortnah nicht möglich ist, kann man sich in der nächsten größeren Stadt erkundigen und das Kind eventuell dort beerdigen lassen. Eine selbst beauftragte Bestattung ist, falls gewünscht, ebenfalls immer möglich. Die Kosten hierfür müssen selbst getragen werden.

Anhang

Glossar

3D Räumliche Darstellung des Kindes im Standbild

4D Räumliche Darstellung des Kindes im bewegten Bild

AFP Alfa-Feto-Protein, ein Eiweißstoff in der Zellbiologie

Amnion Eihaut. Diese umschließt den Fetus und beinhaltet zusätzlich die Nabelschnur und das Fruchtwasser

Amniozentese Fruchtwasserentnahme

Anenzephalus Letale Fehlbildung mit Störung der Schädelverknöcherung

Biochemie Blutwertsbestimmung. Im Rahmen des ETS wird bei der Mutter das Eiweiß **PAPP-A** und das Hormon **freies β-HCG** bestimmt

Chromosom Träger der Gene. Befinden sich in den meisten Körperzellen

Chorionzotten Plazentares Gewebe, welches zum Zwecke der genetischen Untersuchung biopsiert werden kann

CTG Herzton-Wehen-Registrierung. Methode zur Überwachung des Kindes und der Wehentätigkeit von der Bauchdecke aus

Doppler Blutflussmessung zu diagnostischen Zwecken

Dottersack Embryonale Struktur, welche sich im Verlauf der Schwangerschaft zurückbildet

Dysfunktion Gestörte Funktion

Dysplasie Fehlerhafte, gestörte Organausbildung, z.B. **Hüftdysplasie** (angeborene Fehlstellung der Hüftgelenke)

Embryo Leibesfrucht bis zur 9. SSW

Endoskopie »Schlüsselloch-Operationen«

Ergüsse Flüssigkeitsansammlungen in vorbestehenden Körperhöhlen

ETS Untersuchung in der Frühschwangerschaft mit dem Ziel der frühen Diagnose von fetalen Störungen. Synonym: **Nackentransparenzmessung**

Fetozid Abtöten eines Fetus im Mutterleib durch Einspritzung von Substanzen

Fetus Ungeborenes ab etwa der 9. SSW

FISH-Test Fluoreszenz in Situ Hybridisierung. Eine Methode in der Zellbiologie zum Nachweis von Substraten

Gastroschisis Spaltbildung im Bereich der Bauchwand, wobei sich Darmanteile im Fruchtwasser befinden

Gen Erbgut, Erbsubstanz

Genom Gesamtheit der Gensubstanz

HCG Schwangerschaftshormon

Hernie »Bruch«, mit Durchtritt von Organen durch eine Bruchpforte

Hormon Botenstoff des Körpers mit spezieller Funktion

Hydronephrose Nierenstau

Hydrozephalus Erweiterung der Hirnwasserkammern, »Wasserköpfchen«

Indikation »Heilanzeige«, Grund zur Anwendung einer bestimmten Heilmethode

Insuffizienz »Schwäche«, hier: Schleichende, in der Regel auch zunehmende Fehlfunktion der Plazenta

Konsanguin »Gemeinsames Blut«, hier Verwandtenehe

Marker Hinweiszeichen

MRT (Synonym: **Kernspintomografie**) Bildliche Darstellung von Strukturen mittels elektromagnetischer Wellen

Muttermund Gebärmutterausgang, **Cervix**

NT Nackentransparenz, ein Marker für viele Störungen der normalen Entwicklung des Kindes im Mutterleib

Omphalozele Bruchsack im Bereich der Bauchwand, der Darm, Leber und andere Organe enthalten kann

Parvo B19 Virus, Erreger der Ringelröteln

Pathologisch krankhaft

PCR Polymerase Kettenreaktion. Eine Zellbiologische Untersuchungsmethode

PDA Periduralanästhesie, »Rückenmarksspritze«

Perforation Durchstechung, hier: Gebärmutterverletzung bei einer Operation

Plazenta (Synonym: Mutterkuchen, Nachgeburt) Verbindung zwischen Mutter und Kind in der Gebärmutter

PND Pränataldiagnostik

Polyhydramnion Erheblich vermehrte Fruchtwassermenge

Pränatal Vorgeburtlich

Prävalenz Angabe für die Häufigkeit einer Erkrankung

RDS-Prophylaxe »Respiratory Distress Syndrom«, Lungenreifetherapie bei Frühgeburtsgefahr

Rhesus Blutgruppeneigenschaft

Screening Reihenuntersuchungen zur ungezielten, frühzeitigen Überprüfung der Gesundheit

Spina bifida Fehlbildung mit Defekt im Bereich der Wirbelsäule, »offener Rücken«

SSL (Synonym: **CRL**) Scheitel-Steiß-Länge des Fetus

SSW Schwangerschaftswoche

Symptom Ausdruck einer Erkrankung/Schädigung

Syndrom Erkrankung variabler Ausprägung mit dem Aufeinandertreffen verschiedener **Symptome**

Toxoplasmose Infektionskrankheit, welche das Ungeborene schädigen kann

Triple-X Syndromale Erkrankung, bei der die Mädchen drei X-Chromosomen aufweisen statt der üblichen zwei

Trisomie 21 Chromosomenstörung, wobei das Chromosom Nr. 21 dreimal in den Körperzellen vorhanden ist (statt wie üblich nur zweimal). Es handelt sich um ein **Syndrom**. Synonym: **Down-Syndrom** oder Morbus Down

Trisomie 18 Chromosomenstörung, wobei das Chromosom Nr. 18 dreimal vorhanden ist (statt wie üblich nur zweimal), Synonym: Edwards-Syndrom

TTTS Twin-Twin-Transfusion-Syndrom, Zwillingstransfusionssyndrom

Turner-Syndrom (Synonym: **Ulrich-Turner-**

Syndrom) Mädchen/Frauen mit lediglich einem X-Chromosom, wobei das zweite X-Chromosom fehlt

Ultraschall (Synonym: **Sonografie**) Bildliche Darstellung von Strukturen mittels ausgesendeter und reflektierter Ultraschallwellen

Uterus Gebärmutter

Ventrikelseptum-Defekt (VSD) Herzfehler, bei dem der Defekt in der Scheidewand zwischen den Herzkammern liegt

Vitium Fehler, hier Herzfehler (Herzvitium)

Vorhofseptumdefekt Herzfehler, bei dem der Defekt in der Scheidewand zwischen den Vorhöfen des Herzens liegt

X-Chromosom Geschlechtschromosom, Mädchen haben zwei davon

Y-Chromosom Geschlechtschromosom, Jungs haben ein Y-Chromosom und ein X-Chromosom

Wichtige Weblinks

Staatliche Angebote		
Institution	**Angebot**	**Web-Adresse**
Beauftragte der Bundesregierung für die Belange der Behinderten	Linksammlung zu Selbsthilfegruppen und Verbänden	www.behindertenbeauftragte.de
Bundesministerium für Arbeit und Soziales	Information zu Sozialleistungen für Behinderte	www.bmas.de
Bundesministerium für Familie, Senioren, Frauen und Jugend	Informationen zu Schwangerschaft, Behinderung	www.bmfsfj.de
Bundeszentrale für gesundheitliche Aufklärung	Gutes Angebot zu allgemeinen und speziellen Fragen. Sehr empfehlenswert!	www.bzga.de

Schwangerschaftsberatungsstellen		
Institution	**Angebot**	**Web-Adresse**
Bundeszentrale für gesundheitliche Aufklärung	Übersicht und Links zu Beratungsstellen	www.familienplanung.de www.schwanger-info.de artemis.bzga.de
Arbeiterwohlfahrt	Allgemeine und spezielle Beratung	www.awo.org
Deutscher Caritasverband e.V.	Allgemeine und spezielle Beratung	www.caritas.de

Schwangerschaftsberatungsstellen		
Institution	**Angebot**	**Web-Adresse**
Deutscher Paritätischer Wohlfahrtsverband e.V.	Allgemeine und spezielle Beratung	www.paritaet.org
Diakonisches Werk der Evangelischen Kirche	Allgemeine und spezielle Beratung	www.diakonie.de
Donum Vitae e.V.	Allgemeine und spezielle Beratung	www.donumvitae.org
Deutsches Rotes Kreuz e.V.	Allgemeine und spezielle Beratung	www.drk.de
Evangelische Konferenz zur Familien- und Lebensberatung	Allgemeine und spezielle Beratung	www.ekful.de
pro familia	Allgemeine und spezielle Beratung	www.profamilia.de
Sozialdienst katholischer Frauen	Allgemeine und spezielle Beratung	www.skf-zentrale.de

Hebammen		
Institution	**Angebot**	**Web-Adresse**
Deutscher Hebammenverband e.V.	Information zur Hebammenhilfe	www.hebammenverband.de
Bund freiberuflicher Hebammen Deutschlands e.V.	Listen freiberuflicher Hebammen	www.bfhd.de

Information zu Behinderung/Krankheit des Kindes		
Institution	Angebot	Web-Adresse
Achse e.V.	Netzwerk von Patientenorganisationen, Information und Hilfe bei chronischen Erkrankungen	www.achse-online.de
Bundesarbeitsgemeinschaft Gemeinsam leben – gemeinsam lernen e.V.	Beratung von Menschen mit Behinderung	www.gemeinsamleben-gemeinsamlernen.de
Bundesverband Evangelische Behindertenhilfe e.V.	Frühförderung, Beratungsstellen, Kliniken	www.beb-ev.de
Bundesverband für körper- und mehrfachbehinderte Menschen e.V.	Vielfältiges Beratungsangebot	www.bvkm.de
Bundesvereinigung Lebenshilfe für Menschen mit geistiger Behinderung e.V.	Informations- und Selbsthilfe-Vereinigung	www.lebenshilfe.de
Deutsche Behindertenhilfe-Aktion Mensch e.V.	Informationsportal	www.aktion-mensch.de
Interessenvertretung Selbstbestimmt Leben in Deutschland e.V.	Institution berät und wird von behinderten Menschen selbst getragen	www.isl-ev.de
Kindernetzwerk e.V.	Adress- und Datenbank zu chronischen Erkrankungen und Behinderungen	www.kindernetzwerk.de
Vereinigung für Interdisziplinäre Frühförderung e.V.	Information zu Anlaufstellen mit Fachpersonal	www.freuhfoerderung-viff.de

Selbsthilfe		
Institution	Angebot	Web-Adresse
Bundesarbeitsgemeinschaft Selbst-Hilfe e.V.	Datenbank	www.bag-selbsthilfe.de
NAKOS	Datenbank	www.nakos.de
Arbeitsgemeinschaft Spina bifida und Hydrocephalus	Information, Vermittlung, Seminare	www.asbh.de
Bundesverband Herzkranker Kinder e.V.	Information, Kontaktvermittlung, Erfahrungsberichte	www.bvhk.de
Bundesverband Kleinwüchsige Menschen und ihre Familien e.V.	Rat und Hilfe	www.kleinwuchs.de
Deutsche Klinefelter-Syndrom-Vereinigung e.V.	Hilfe und Vermittlung von Informationen	www.klinefelter.de
Deutsche Ullrich-Turner-Syndrom-Vereinigung e.V.	Informationen zum Thema	www.turner syndrom.de
Deutsches Down-Syndrom InfoCenter	Information zum Thema	www.ds-info center.de
Elternhilfe für Kinder mit Rett-Syndrom e.V.	Information zum Thema	www.rett.de
LEONA e.V.	Information für Eltern von Kindern mit Chromosomenstörungen	www.leona-ev.de
Mukoviszidose e.V.	Information und Hilfe	www.muko.info
Selbsthilfevereinigung für Lippen-Gaumen-Fehlbildungen e.V.	Beratung, Seminare	www.lkg-selbsthilfe.de

Hilfe bei Fehlgeburt oder Tod des Kindes		
Institution	**Angebot**	**Web-Adresse**
Bundesverband Verwaiste Eltern in Deutschland e.V.	Begleitung, Beratung, Information, Hilfe	www.veid.de
Initiative REGENBOGEN »Glücklose Schwangerschaft« e.V.	Persönliche Hilfe, Information	www.initiative regenbogen.de

Hilfe vor und nach Pränataldiagnostik		
Institution	**Angebot**	**Web-Adresse**
Beratungsstelle PUA	Beratungsstelle, Begleitung von Risikoschwangerschaften	pua@diakonie wuerttemberg.de
Cara – Beratungsstelle zu Schwangerschaft und vorgeburtlicher Diagnostik	Information und Beratung	www. cara-beratungs stelle.de
Katharina Kasper-Stiftung	Beratung in der Schwangerschaft. Begleitung von Eltern mit behindertem Kind, oder von Eltern, die ein Kind verloren haben	www. katharina-kasper-stiftung.de
Netzwerk gegen Selektion durch Pränataldiagnostik	Kritische Haltung gegenüber Pränataldiagnostik	www.netzwerk-praenatal diagnostik.de

Alle Adressen können bei der Bundeszentrale für gesundheitliche Aufklärung (BzgA) nachgelesen werden. Wir erheben keinen Anspruch auf Vollständigkeit.